ECOCARDIOGRAFIA

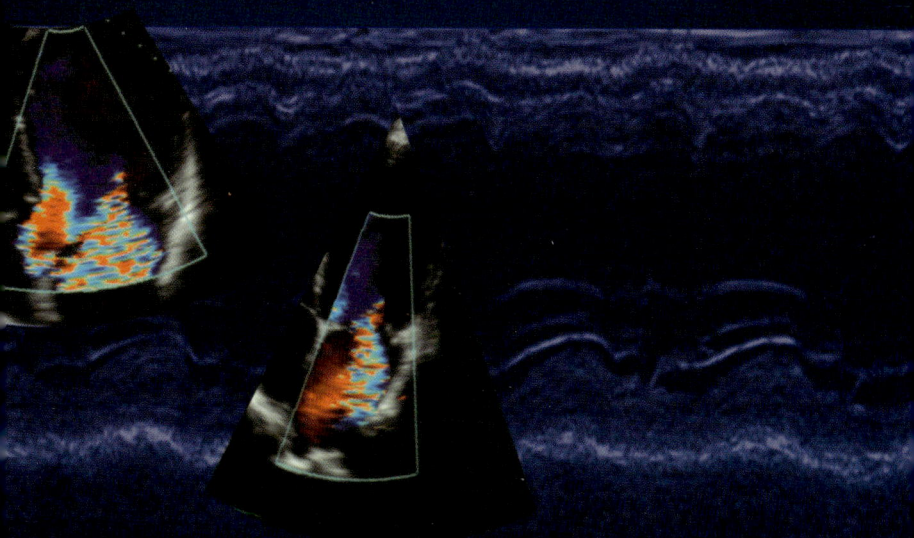

ECOCARDIOGRAFIA

Livro de Bolso

Andro G. Kacharava, MD, PhD
Echocardiography Laboratory
Emory University School of Medicine
Atlanta VA Medical Center
Atlanta, GA, USA

Alexander T. Gedevanishvili, MD
Echocardiography Laboratory
Southern CardioPulmonary Associates
West Georgia Health System
LaGrange, GA, USA

Guram G. Imnadze, MD, PhD
Schuechtermann Klinik
Bad Rothenfelde, Germany

Dimitri M. Tsverava, MD
Tbilisi Medical Academy
MediClubGeorgia
Tbilisi, Georgia

Craig M. Brodsky, MD
Echocardiography Laboratory
Boca Raton Community Hospital
Boca Raton, FL, USA

Apresentação
Navin C. Nanda

Prefácio
José Maria Del Castillo, MD, PhD
Especialização em Cardiologia e Ecocardiografia pela Sociedade Brasileira de Cardiologia (SBC)
Médico do Pronto-Socorro Cardiológico Universitário de Pernambuco (Procape) da
Universidade de Pernambuco – Recife
Coordenador e Professor dos Cursos de Ecocardiografia e
Pós-Graduação em Ecocardiografia do Cetrus – São Paulo e Recife

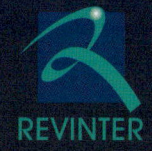
REVINTER

Ecocardiografia – Livro de Bolso
Copyright © 2013 by Livraria e Editora Revinter Ltda.

ISBN 978-85-372-0546-4

Todos os direitos reservados.
É expressamente proibida a reprodução
deste livro, no seu todo ou em parte,
por quaisquer meios, sem o consentimento,
por escrito, da Editora.

Tradução:
JESSICA LYN BAYER PINHEIRO
Enfermeira-Tradutora, RS

Revisão Técnica:
LUCIANA PAEZ ROCHA
Graduação em Medicina pela Faculdade de Medicina de Petrópolis
Pós-Graduação em Terapia Intensiva pelo Instituto de Pós-Graduação Médica do Rio de Janeiro
Pós-Graduação em Cardiologia pelo Instituto de Pós-Graduação Médica do Rio de Janeiro
Médica do Serviço de Cardiologia Intensiva do Hospital Barra D'Or, RJ
Coordenadora do Serviço de Emergência do Hospital Joari, RJ
Coordenadora do Serviço de Cardiologia Clínica do Hospital Joari, RJ

CIP-BRASIL. CATALOGAÇÃO-NA-FONTE
SINDICATO NACIONAL DOS EDITORES DE LIVROS, RJ
E22

Ecocardiografia : livro de bolso / Andro G. Kacharava ... [et al.]. - Rio de Janeiro : Revinter, 2013.
   il.
Inclui bibliografia
ISBN 978-85-372-0546-4

1. Ecocardiografia. 2. Coração - Doenças - Ultrassonografia. I. Kacharava, Andro G.

13-1990.   CDD: 616.1207543
                            CDU: 616.12-07

Nota: A medicina é uma ciência em constante evolução. À medida que novas pesquisas e experiências ampliam os nossos conhecimentos, são necessárias mudanças nos tratamentos clínico e medicamentoso. Os autores e o editor fizeram verificações junto a fontes que se acredita sejam confiáveis, em seus esforços para proporcionar informações acuradas e, em geral, de acordo com os padrões aceitos no momento da publicação. No entanto, em vista da possibilidade de erro humano ou mudanças nas ciências médicas, nem os autores e o editor nem qualquer outra parte envolvida na preparação ou publicação deste livro garantem que as instruções aqui contidas são, em todos os aspectos, precisas ou completas, e rejeitam toda a responsabilidade por qualquer erro ou omissão ou pelos resultados obtidos com o uso das prescrições aqui expressas. Incentivamos os leitores a confirmar as nossas indicações com outras fontes. Por exemplo, e em particular, recomendamos que verifiquem as bulas em cada medicamento que planejam administrar para terem a certeza de que as informações contidas nesta obra são precisas e de que não tenham sido feitas mudanças na dose recomendada ou nas contraindicações à administração. Esta recomendação é de particular importância em conjunto com medicações novas ou usadas com pouca frequência.

Título original:
Pocket Guide to Echocardiography
Copyright © 2012 by John Wiley & Sons, Ltd.

Livraria e Editora REVINTER Ltda.
Rua do Matoso, 170 – Tijuca
20270-135 – Rio de Janeiro – RJ
Tel.: (21) 2563-9700 – Fax: (21) 2563-9701
livraria@revinter.com.br – www.revinter.com.br

Prefácio

Livro de bolso eminentemente prático, destinado a ecocardiografistas iniciantes e cardiologistas que desejem obter maiores informações sobre o método, também serve como excelente guia para ecocardiografistas mais experientes. Intensivistas e anestesiologistas podem consultar suas páginas durante a realização de exames de emergência e intraoperatórios.

O conteúdo é variado e completo, abordando os cortes ecocardiográficos básicos, eco de estresse, fórmulas e cálculos de grande utilidade prática, dimensões cavitárias, função ventricular e aspectos importantes das valvopatias, miocardiopatias, doença coronariana, pericardite, cardiopatias congênitas e ecocardiografia transesofágica.

Fartamente ilustrado com imagens, diagramas e tabelas bem elaboradas, apresenta, em DVD, clipes de vídeo e uma série de questões clínicas que reforçam os conceitos vertidos no livro.

José Maria Del Castillo, MD, PhD
Especialização em Cardiologia e Ecocardiografia pela
Sociedade Brasileira de Cardiologia (SBC)
Médico do Pronto-Socorro Cardiológico Universitário de
Pernambuco (Procape) da Universidade de Pernambuco – Recife
Coordenador e Professor dos Cursos de Ecocardiografia e
Pós-Graduação em Ecocardiografia do Cetrus – São Paulo e Recife

Prefácio

Mais de meio século se passou desde que, em 29 de outubro de 1953, Inge Edler (um cardiologista sueco) e Carl Helmut Hertz (um físico alemão) gravaram a primeira imagem em movimento de um coração utilizando um reflectoscópio supersônico da Siemens, inaugurando então o campo de "cardiografia ultrassônica". Em razão de sua fácil acessibilidade, baixo custo e fantástica habilidade em fornecer rápida informação quantitativa sobre estrutura e função cardíaca à beira do leito, a ecocardiografia tem-se desenvolvido rapidamente nos últimos 30 anos. Estas qualidades o tornam uma das maiores ferramentas na cardiologia clínica.

Este guia de bolso não tem como objetivo fornecer uma revisão compreensiva da ecocardiografia; em vez disto, recomendamos que cardiologistas jovens busquem informações detalhadas dos tópicos em ecocardiografia a partir de excelentes livros-textos disponíveis sobre o assunto. *Ecocardiografia – Livro de Bolso* foi primeiramente projetado para fornecer um guia de bolso compacto, porém prático, abordando os aspectos-chave no dia a dia do campo clínico com a ultrassonografia cardíaca. Desejamos que o seu formato condensado seja particularmente útil durante a interpretação de rotina diária de imagens ecocardiográficas. O guia de bolso e seus anexos irão auxiliar cardiologistas iniciantes a desenvolverem uma abordagem gradual em sua interpretação de um exame ecocardiográfico transtorácico padrão, ensinando-os a, metodologicamente, coletar e reunir as partes importantes das informações de cada projeção-padrão da ecocardiografia, a fim de gerar um laudo completo final do estudo realizado. Também desejamos que este guia de bolso seja de grande assistência durante os plantões noturnos movimentados quando for realizar exames ecocardiográficos de emergência/urgência.

Para poder melhorar a compreensão visual das imagens ecocardiográficas nas diferentes patologias cardíacas, um *site* de consulta está incluso e contém mais de 60 vídeos, cada qual com uma descrição curta, demonstrando um amplo espectro de patologias cardíacas. Além disto, este *site* também lista 68 questões de múltipla escolha, com as respostas corretas subsequentes, para auxiliar na consolidação do conhecimento teórico no campo da ecocardiografia clínica no adulto.

Gostaríamos de agradecer aos nossos professores e colegas por seu suporte, encorajamento e trabalho revisando este manual. Muito obrigado ao West Georgia Health Cardiology Department e à Cardiology Division da Emory University School of Medicine. Nosso agradecimento especial ao Dr. Navin C. Nanda, que concordou em revisar nosso guia de bolso e escrever a introdução do mesmo. Desejamos que *Ecocardiografia – Livro de Bolso* seja bem recebido e que se prove útil para cardiologistas especialistas, médicos de emergências e anesesiologistas. Também desejamos que isto contribua para a melhora do padrão do cuidado cardíaco dos nossos pacientes.

Andro G. Kacharava
Alexander T. Gedevanishvili
Guram G. Imnadze
Dimitri M. Tsverava
Craig M. Brodsky

Apresentação

Estou muito contente em escrever esta Apresentação para o livro intitulado *Ecocardiografia – Livro de Bolso*, primeira edição, de autoria de Andro Kacharava, Alexander Gedevanishvili, Guram Imnadze, Dimitri Tsverava e Craig Brodsky. O livro inicia com um resumo de protocolo para o exame de ETT e uma listagem compreensiva de fórmulas úteis e valores normais. Isto é seguido por dimensões atriais e ventriculares, função sistólica do VE e VD, padrões diastólicos do VE e suas utilidades em avaliar insuficiência cardíaca diastólica e achados ecocardiográficos em vários tipos de cardiomiopatias, tamponamento cardíaco e pericardite constritiva. Doença cardíaca valvar, hipertensão pulmonar, endocardite infecciosa, prótese valvar, cardiopatia congênita e aspectos clínicos úteis da ecocardiografia transtorácica também são abordados. O livro termina com uma lista de referências úteis para o leitor. A obra é complementada por vários diagramas excelentes, ilustrações e tabelas, assim como possui vídeos curtos e questões de autoavaliação. Este guia de bolso irá provar ser um acessório útil, não somente para estudantes e residentes em medicina, mas, também, para cardiologistas atuantes e ecocardigrafistas.

Este é um dos melhores livros que tenho visto do seu tipo e o recomendo intensamente.

Navin C. Nanda, MD
Professor of Medicine and Director
Heart Station/Echocardiography Laboratories
University of Alabama at Birmingham, Birmingham, Alabama
President, International Society of Cardiovascular Ultrasound
Editor-in-Chief, *Echocardiography:* a journal of cardiovascular
Ultrasound and allied techniques

Sumário

1 Protocolo compreensivo para o exame ecocardiográfico transtorácico, 1
2 Indicações, contraindicações e desfechos da ecocardiografia de estresse com dobutamina e exercício, 6
3 Tipos de ecocardiografias de estresse e modelo de interpretação, 8
4 Fórmulas úteis e valores normais, 10
5 Diretrizes para a utilização segura de contraste na ecocardiografia, 12
6 Dimensões atriais e ventriculares, 13
7 Doença arterial coronariana, 21
8 Função sistólica do ventrículo esquerdo e padrões diastólicos do ventrículo esquerdo, 23
9 Função sistólica do ventrículo direito e padrões diastólicos do ventrículo direito, 27
10 Cardiomiopatias dilatada, hipertrófica e restritiva, 30
11 Efusão pericárdica, tamponamento cardíaco, pericardite constritiva, 31
12 Estenose mitral, 32
13 Escore de valvoplastia mitral, 33
14 Recomendações para registro de dados e medição na estenose mitral, 34
15 Regurgitação mitral, 36
16 Regurgitação aórtica, 38
17 Estenose aórtica, 39
18 Recomendações para registro de dados e medição na estenose aórtica, 40
19 Resolução para discrepâncias aparentes na mensuração da gravidade da estenose aórtica, 42
20 Estenose pulmonar, regurgitação pulmonar e hipertensão pulmonar, 43
21 Regurgitação tricúspide e estenose tricúspide, 45
22 Endocardite infecciosa, 47
23 Recomendações da ACC/ASE para ecocardiografia na endocardite infecciosa, 48
24 Valvas protéticas, 49
25 Valores normais para valvas protéticas na ecocardiografia, 51
26 Cardiopatia congênita, 53
27 Miscelânea, 54
28 Doenças aórticas, 55
29 Indicações para cirurgia nas doenças aórticas, 56
30 Protocolos para ecocardiografia transtorácica e Doppler na avaliação de dissincronismo ventricular, 57
31 Indicações, contraindicações e complicações no exame de ecocardiografia transesofágica, 59
32 Abordagem de rotina para qualquer projeção da ecocardiografia transesofágica e projeções recomendadas para a avaliação da aorta, 61

33 Terminologia utilizada para descrever a manipulação da sonda e do transdutor durante a aquisição da imagem, 62
34 Diagramas das projeções da ecocardiografia transesofágica padrão, 63
35 Medidas na ecocardiografia transesofágica, 64
36 Diagrama do suprimento sanguíneo regional para segmentos da parede cardíaca na ecocardiografia transesofágica, 67
37 Orientação para avaliação da valva mitral na ecocardiografia transesofágica, 68
38 Diagramas das projeções da ecocardiografia transesofágica na avaliação da valva mitral, 70
39 Referências e Literatura Recomendada, 72
Suplemento para *Ecocardiografia – Livro de Bolso*, 75

Abreviações

A'	Onda A Anular Diastólica
A2C	Apical 2 Câmaras
A4C	Apical 4 Câmaras
AA	Área Aórtica
AAE	Apêndice Atrial Esquerdo
ACD	Artéria Coronária Direita
AD	Átrio Direito
ADF	Área Diastólica Final
ADVD	Área Diastólica Ventricular Direita
AE	Átrio Esquerdo
AMF	Área de Mudança Fracionada
AMSP	Anomalias do Movimento Segmentar da Parede
AO	Aorta
AOE	Área do Orifício Efetivo
AORE	Área do Orifício Regurgitante
AP	Artéria Pulmonar
APD	Artéria Pulmonar Direita
APE	Artéria Pulmonar Esquerda
APP	Artéria Pulmonar Principal
ASC	Área de Superfície Corporal
ASF	Área Sistólica Final
ASVD	Área Sistólica Ventricular Direita
AT	Área Transversal
AVA	Área Valvar Aórtica
AVM	Área da Valva Mitral
AVT	Área Valvar Tricúspide
BIA	Balão Intra-aórtico
CAM	Calcificação do Anel Mitral
CDI	Cardioversor Desfibrilador Implantável
CMPHO	Cardiomiopatia Hipertrófica
CRVM	Cirurgia de Revascularização do Miocárdio
CVP	Complexo Ventricular Prematuro
DAC	Doença Arterial Coronariana
DAE	Diâmetro Atrial Esquerdo
DC	Débito Cardíaco
DDFVE	Diâmetro Diastólico Final Ventricular Esquerdo
DIVE	Dimensão Interna Ventricular Esquerda
dp/dt VE	dp/dt do Ventrículo Esquerdo
DSA	Defeito do Septo Atrial
DSFVE	Diâmetro Sistólico Final Ventricular Esquerdo
DSV	Defeito Septal Ventricular
DVD	Diâmetro Ventricular Direito
DVE	Diâmetro Ventricular Esquerdo
E'	Onda E Anular Diastólica
EC	Eixo Curto
EED	Ecocardiografia de Estresse com Dobutamina
EEE	Ecocardiografia de Estresse com Exercício
EL	Eixo Longo

EM	Estenose Mitral
Ep	Especificidade
EP	Estenose Pulmonar
EPP	Espessura da Parede Posterior
EPS	Espessura da Parede Septal
ERP	Espessura Relativa de Parede
ES	Esôfago Superior
ESPAT	Excursão Sistólica do Plano do Anel Tricúspide
ET	Estenose Tricúspide
ETE	Ecocardiografia Transesofágica
FC	Frequência Cardíaca
FE	Fração de Ejeção
FE	Fração de Encurtamento
FEVD	Fração de Ejeção Ventricular Direita
FEVE	Fração de Ejeção Ventricular Esquerdo
FOP	Forame Oval Patente
FRVA	Fração Regurgitante da Valva Aórtica
FRVM	Fração Regurgitante da Valva Mitral
FSR	Fluxo Sistólico Reverso
GMT	Gradiente Médio Transvalvar
HAS	Hipertensão
Hb	Hemoglobina
HP	Hipertensão Pulmonar
Ht	Hematócrito
HVE	Hipertrofia Ventricular Esquerdo
IAM	Infarto Agudo do Miocárdio
ICP	Intervenção Coronária Percutânea
IDT	Imagem por Doppler Tecidual
IMP	Índice de Motilidade da Parede
IP	Insuficiência Pulmonar
IPE	Índice de Perda de Energia
IPM	Índice de *Performance* Miocárdica
IVT	Imagem de Velocidade tecidual
IVT	Integral Velocidade-Tempo
ME	Medioesofágica
MP	Músculo Papilar
MSP	Movimento Segmentar da Parede
MSA	Movimento Sistólico Anterior
OARVP	Onda Atrial Reversa da Veia Pulmonar
OC	Onda Contínua
OP	Onda de Pulso
ORE	Orifício Regurgitante Efetivo
PAD	Pressão Atrial Direita
PAE	Pressão Atrial Esquerda
PAP	Pressão Arterial Pulmonar
PAS	Pressão Arterial Sistólica
PCPE	Pressão Capilar Pulmonar Encunhada
PD	Pressão Arterial Diastólica
PDA	Persistência do Ducto Arterioso
PDAP	Pressão Diastólica da Artéria Pulmonar
PDFAP	Pressão Diastólica Final da Artéria Pulmonar
PDFVE	Pressão Diastólica Final Ventricular Esquerda
PHT	Tempo de Meia Pressão

PISA	Área de Superfície de Isovelocidade Proximal
PPVE	Parede Posterior Ventricular Esquerda
PSAP	Pressão Sistólica Arterial Pulmonar
PSVD	Pressão Sistólica Ventricular Direita
Pv	Pressão Venosa
PVM	Prolapso da Valva Mitral
PVS1	Onda Sistólica em Veia Pulmonar 1
PVS2	Onda Sistólica em Veia Pulmonar 2
RA	Regurgitação Aórtica
RM	Regurgitação Mitral
RP	Regurgitação Pulmonar
RT	Regurgitação Tricúspide
RVP	Resistência Vascular Pulmonar
S'	Velocidade Anular Mitral Sistólica
Sb	Sensibilidade
SC	Seio Coronário
SIA	Septo Interatrial
SIV	Septo Interventricular
TA	Tempo de Aceleração
TAP	Tempo de Aceleração Pulmonar
TCI	Tempo de Contração Isovolumétrica
TD	Tempo de Desaceleração
TE	Tempo de Ejeção
TFA	Fechamento a Abertura da Valva Tricúspide
TG	Transgástrico
TRC	Terapia de Ressincronização Cardíaca
TRIV	Tempo de Relaxamento Isovolumétrico Ventricular
TSV	Taquicardia Supraventricular
TSVD	Trato de Saída Ventricular Direito
TSVE	Trato de Saída Ventricular Esquerdo
TV	Taquicardia Ventricular
UDI	Usuários de Drogas Injetáveis
VA	Valva Aórtica, também
VCI	Veia Cava Inferior
VCS	Veia Cava Superior
VD	Ventrículo Direito
VE	Valva de Eustáquio
VE	Ventrículo Esquerdo
VH	Veia Hepática
VM	Valva Mitral
VP	Valva Pulmonar
VPB	Valvoplastia Percutânea por Balão
VPF	Velocidade de Propagação de Fluxo
VPSD	Veia Pulmonar Superior Direita
VPSE	Veia Pulmonar Superior Esquerda
VRT	Velocidade de Regurgitação Tricúspide
VRVA	Volume Regurgitante da Valva Aórtica
VRVM	Volume Regurgitante da Valva Mitral
VS	Volume Sistólico
VT	Valva Tricúspide
VTICSVE	Velocidade de Tempo Integral na Câmara de Saída do Ventrículo Esquerdo

ECOCARDIOGRAFIA

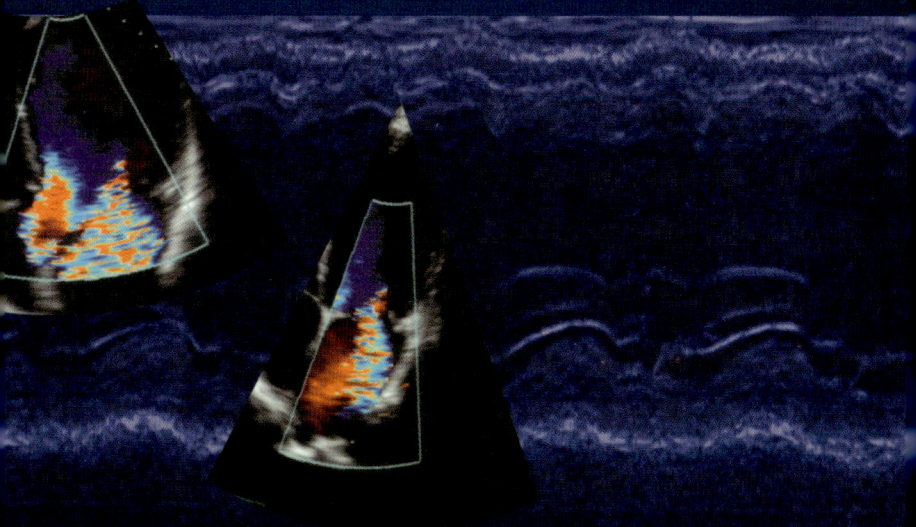

CAPÍTULO 1
Protocolo compreensivo para o exame ecocardiográfico transtorácico

Projeção paraesternal de eixo longo (Fig. 1)
1. Imagem 2D (quatro batimentos) (mensurar diâmetro do TSVE).
2. Doppler colorido através da VM e VA (quatro batimentos).
3. Em modo M pela raiz da aorta (mensurar raiz e diâmetro do AE e a separação da cúspide aórtica).
4. Doppler colorido em modo M através da raiz da aorta (quatro batimentos).
5. Em modo M através da VM (± teste de Valsalva para aferir prolapso de VM e MSA; mensurar a distância de separação entre "E" e "S").
6. Doppler colorido em modo M através da VM (quatro batimentos).
7. Em modo M através do segmento médio do VE (quatro batimentos) (mensurar a espessura da parede septal e inferolateral, DDFVE e DSFVE).

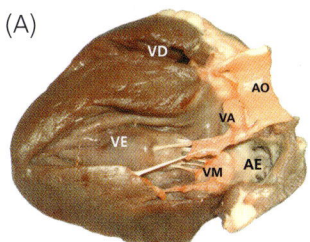 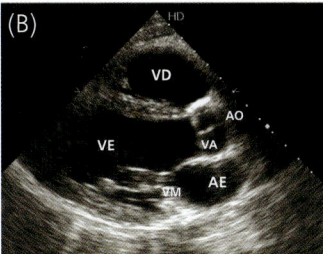

Figura 1 (**A** e **B**) Projeção paraesternal de eixo longo.

Projeção do AD/VD
Através da projeção paraesternal de EL, inclinar o transdutor apontando-o para o quadril direito:
1. Imagem 2D (quatro batimentos).
2. Doppler colorido através da VT (quatro batimentos).
3. Doppler de OC através da VT para mensurar velocidade máxima de RT se jato de RT estiver presente.

Projeção paraesternal de eixo curto (Figs. 2 e 3)
1. 2D através da VA (quatro batimentos) (para avaliar estrutura e mobilidade; utilizar o *zoom*).
2. Doppler colorido através da VA (quatro batimentos).
3. 2D através da VP (quatro batimentos).
4. Doppler colorido através da VP (quatro batimentos).
5. Doppler de OP nas pontas da VP para mensurar o TAP (quatro batimentos).

6 Doppler de OC através da VP para mensurar a velocidade de RP, se presente, e velocidade máxima de saída através da VP.
7 2D através da VT (quatro batimentos).
8 Doppler colorido através da VT (quatro batimentos).
9 Doppler de OP nas pontas dos folhetos da VT para avaliar o padrão de entrada (quatro batimentos).
10 Se velocidade máxima de jato de entrada for > 1,5 m/s, traçar o fluxo diastólico para mensurar o gradiente médio transvascular.
11 Doppler de OC através da VT para mensurar a velocidade máxima de RT se jato de RT estiver presente.
12 Imagens seriadas de eixo curto AO 2D através da base do VE em direção ao ápice.

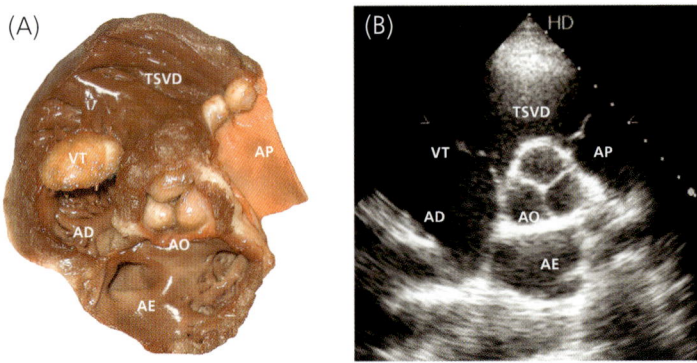

Figura 2 (**A** e **B**) Projeção paraesternal de eixo curto.

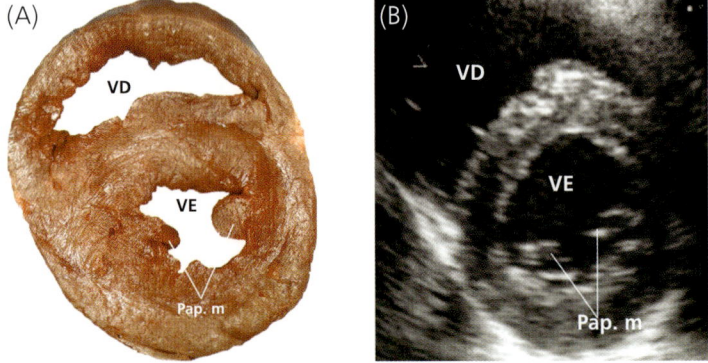

Figura 3 (**A** e **B**) Projeção paraesternal de eixo curto.

Projeção apical 4 câmaras (Fig. 4)
1 Imagem 2D (quatro batimentos).
2 Doppler colorido através da VM (quatro batimentos).
3 Doppler colorido em modo M através da VM no final da expiração (quatro batimentos).
4 Doppler de OP nas pontas dos folhetos da VM para avaliar padrão e velocidade de entrada (quatro batimentos); se for observada entrada pseudonormal ou restritiva, diminuir a pré-carga e reavaliar o padrão de entrada; em relaxamento debilitado, realizar a ação contrária.
5 Doppler de OP na VP superior direita/esquerda para avaliar padrão de entrada (quatro batimentos).
6 Doppler tecidual de OP em septo basal e médio e paredes laterais (quatro batimentos).
7 Se velocidade máxima de jato de entrada for > 1,9 m/s, traçar o fluxo diastólico para mensurar gradiente médio transvalvar, depois mensurar o PHT do jato por OC.
8 Doppler de OC através da VM para mensurar velocidade máxima de RM se jato de RM estiver presente. (Obter medida simultânea de PAS para calcular a média de PAE).
9 Doppler tecidual de OP na base lateral das paredes do VD para avaliar índice de TEI e a velocidade sistólica.
10 Em modo M, através da base lateral da parede do VD para mensurar ESPAT.

Projeção apical 5 câmaras
A partir da projeção apical 4 câmaras inclinar levemente o transdutor anteriormente; a mão do examinador deve mover-se em direção à cama do paciente:
1 Imagem 2D (quatro batimentos).
2 Doppler colorido através da VA e VM (quatro batimentos).
3 Doppler de OP através do TSVE e traçar o fluxo (quatro batimentos).
4 Doppler de OC através da VA e se o fluxo de saída máximo for > 1,9 m/s, traçar o fluxo para mensurar o gradiente médio transvalvar (quatro batimentos).
5 Doppler de OC através da VA para mensurar a velocidade máxima e tempo de meia pressão de RA, se RA estiver presente. (Obter, simultaneamente, medida de PAD para calcular pressão diastólica em VE).

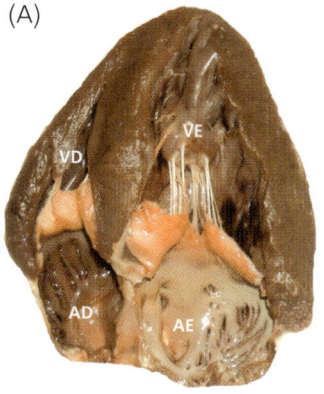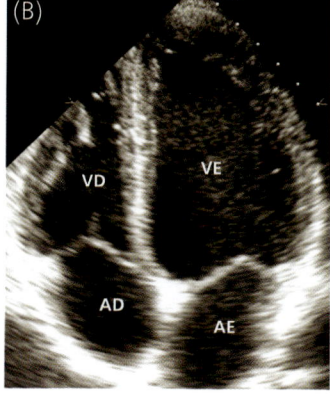

Figura 4 (**A** e **B**) Projeção apical 4 câmaras.

Projeção apical 2 câmaras (Fig. 5)

A partir da projeção apical 4 câmaras, girar transdutor em sentido anti-horário até o VD desaparecer por completo:
1 Imagem 2D (quatro batimentos).
2 Doppler colorido através da VM (quatro batimentos).
3 Doppler tecidual de OP, imagens em 4 pontos: inferior basal e médio, basal e médio das paredes anteriores do VE.

Projeção apical 3 câmaras

A partir da projeção apical 2 câmaras, girar transdutor em sentido anti-horário e inclinar anteriormente a mão do examinador para a direção abaixo da cama do paciente, até a VA aparecer:
1 Imagem 2D (quatro batimentos).
2 Doppler colorido através da VA e VM (quatro batimentos).
3 Doppler de OP através do TSVE e traçar o fluxo (quatro batimentos).
4 Doppler de OC através da VA e se a velocidade máxima de saída for > 1,9 m/s, traçar o fluxo para mensurar gradiente médio e picos (quatro batimentos).
5 Doppler de OC através da VM para mensurar velocidade máxima de RA e tempo de meia pressão, se estiver presente jato de RA. (Obter, simultaneamente, medida de PAD para calcular a pressão diastólica em VE).
6 Doppler tecidual de OP, imagens em quatro pontos: anterosseptal basal e médio, basal e médio das paredes inferolaterais do VE.

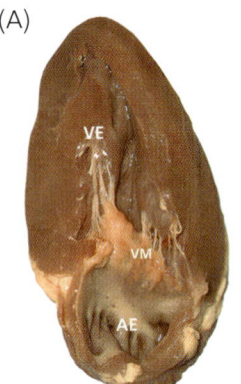 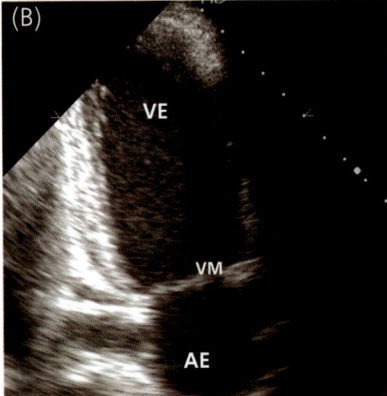

Figura 5 (**A** e **B**) Projeção apical 2 câmaras.

Projeção subcostal

1 Imagem 2D de 4 câmaras com e sem Doppler colorido sobre ele (quatro batimentos).
2 Doppler colorido através do SIA e SIV.
3 Imagens 2D seriadas de eixo curto através da base do VE em direção ao apêndice.
4 Doppler de OP da veia hepática.
5 Mensurar diâmetro da VCI durante inspiração e expiração.

Projeção da fúrcula supraesternal
1 Imagem 2D (quatro batimentos).
2 Doppler de OP e de OC através da aorta descendente e ascendente.
3 Doppler colorido através da aorta descendente e ascendente.

CAPÍTULO 2
Indicações, contraindicações e desfechos da ecocardiografia de estresse com dobutamina e exercício

Indicações para EED/EEE
1 Avaliação de DAC suspeita ou conhecida (a. Utilizar imagem harmônica tecidual; b. Utilizar agente de contraste intravenoso se 2 segmentos miocárdicos ou mais não forem bem visualizados).
2 Estratificação de risco antes de cirurgia não cardíaca.
3 Estratificação de risco pós-IAM, ICP, CRVM.
4 Avaliação da viabilidade miocárdica.
5 Avaliação da hemodinâmica valvar.
6 Avaliação de hipertensão pulmonar.
7 Avaliação de dispneia inexplicada.

Contraindicações
Absolutas
1 IAM < 48 horas.
2 Angina instável (dor torácica < 12 horas).
3 Intolerância absoluta a dobutamina/betabloqueadores/nitro.
4 Arritmias sintomáticas.
5 Paciente relutante ou não cooperativo.
6 Sepse/endocardite ativa.
7 Anormalidade metabólica/eletrolítica grave.
8 Massa intracardíaca altamente móvel.
9 Distúrbio convulsivo descontrolado.
10 Gestação conhecida.
11 Imagem ruim ao ETT, mesmo com a utilização de contraste.
12 Instabilidade hemodinâmica.
13 Paciente hipertenso (PAS > 200 mmHg, PAD > 110 mmHg).
14 Inabilidade para realizar exercícios (considerar EED).
15 Sintomas graves de doença valvar.

Relativas
1 FEVE < 25%, exceto em estudos de viabilidade.
2 Hipertensão pulmonar (PAP média > 50 mmHg, ou pico de PAP > 70 mmHg).
3 Cardiomiopatia hipertrófica obstrutiva.
4 Doença valvar assintomática grave.
5 Grande aneurisma aórtico.
6 Anemia (Ht < 30, Hb < 10).

Desfechos
1 Meta de frequência cardíaca alcançada.
2 Dose máxima de injeção de dobutamina de acordo com protocolo.
3 Desenvolvimento de arritmia significante (alto grau de bloqueio AV ou TSV/TV).
4 Desenvolvimento de novas AMSPs bem documentadas.
5 Desenvolvimento de sintomas hemodinâmicos instáveis/intoleráveis.
6 Recusa do paciente em continuar em qualquer ponto do exame.
7 Hipotensão.

Indicações para ecocardiografia de estresse em doenças de VM ou VA
1 Paciente assintomático ou pouco sintomático com doença significativa de VM ou VA.
2 Paciente desproporcionalmente sintomático na ausência de doença de VM ou VA significativa.
3 Avaliação da reserva miocárdica (↑ em VS > 20%) com EED em pacientes com FEVE baixo, e diferença entre real (p. ex., AVA < 1,0 cm^2 e GMT de VA < 30 mmHg) e pseudoestenose aórtica grave.

Tipos de eco de estresse
1 Eco de estresse com exercício:
   a Avaliação de isquemia.
   b Avaliação de distúrbio valvar.
   c Avaliação de hipertensão pulmonar.
   d Avaliação do gradiente dinâmico valvar.
2 Eco de estresse com dobutamina:
   a Avaliação de isquemia.
   b Avaliação da viabilidade miocárdica.
   c Avaliação de distúrbio valvar.
3 Eco de estresse com vasodilatador e exercício isométrico:
   a Avaliação de isquemia.
   b Avaliação da viabilidade miocárdica.
4 Eco de estresse com estímulo (estímulo atrial transesofágico, ou marca-passo permanente ± dobutamina):
   a Avaliação de isquemia.
   b Avaliação da viabilidade miocárdica.

CAPÍTULO 3
Tipos de ecocardiografias de estresse e modelo de interpretação

Informação adicional
1 Tipo de protocolo de exercício e tempo total de exercício ou de infusão da medicação.
2 Adequação ao eco de estresse (FC, TA, produto duplo).
3 Sintomas clínicos de base, durante e após o eco de estresse.
4 Dose de agentes farmacológicos utilizados durante o pico do exame.
5 Motivo de término do exame.
6 FC e TA no momento da ocorrência da AMSP.
7 Complicações.

Descrição do ECG de base
1 Ritmo.
2 Frequência.
3 Eixo.
4 Comprimento de PR, QRS, QT.
5 Alterações de ST-T.

Descrição do ECG de estresse
1 Ritmo.
2 Frequência.
3 Eixo.
4 Comprimento de PR, QRS, QT.
5 Alterações de ST-T.

Descrição de dados de base do ecocardiograma
1 Tamanho da cavidade do VE e espessura da parede.
2 Tamanho da cavidade do VD e espessura da parede.
3 Função sistólica bruta do VE.
4 FEVE.
5 Função sistólica bruta do VD.
6 Escore de MSP do VE.
7 Movimentação da parede do VD.
8 PSVD.
9 Gradiente de pico do TSVE.
10 Gradiente médio e de pico da VM (em EM e VM protética).
11 RM presente e grave.
12 AVA e gradiente médio (em EA e VA protética).
13 Diâmetro da raiz da aorta e da aorta ascendente.
14 Função Diastólica do VE:
   a Razão E/E^1.
   b TD da onda E mitral.

Descrição de dados do ecocardiograma de estresse
1 Tamanho da cavidade do VE e espessura da parede.
2 Tamanho da cavidade do VD e espessura da parede.
3 Função sistólica bruta do VE.
4 FEVE.
5 Função sistólica bruta do VD.
6 Escore de MSP do VE.
7 Movimentação da parede do VD.
8 PSVD.
9 Gradiente de pico do TSVE.
10 Gradiente médio e de pico da VM (em EM e VM protética).
11 RM presente e grave.
12 Área VA e gradiente médio (em EA e VA protética).
13 Função diastólica do VE:
   a Razão E/E^1.
   b TD da onda E mitral.

Conclusão final
1 Isquemia.
2 Viabilidade.
3 Distúrbio valvar.
4 Hipertensão pulmonar.
5 Dinâmica do gradiente de saída ventricular.

CAPÍTULO 4
Fórmulas úteis e valores normais

Fórmulas úteis

PDFVE = PD − $4V^2$, onde V é a velocidade máxima do jato de RA
PAE = PAS − $4V^2$, onde V é a velocidade máxima do jato de RM
PAE = PAD + $4V^2$, onde V é a velocidade máxima do jato de DSA
VS = Área$_{TSVE}$ × IVT$_{TSVE}$
DC = FC × VS
PSAP = PAS − $4V^2$, onde V é a velocidade máxima do jato de PDA
PDAP = PAD + $4V^2$, onde V é a velocidade diastólica final máxima do jato de IP
PSVD = PAS − $4V^2$, onde V é a velocidade do jato de DSV
PSVD = PAD + $4V^2$, onde V é a velocidade máxima do jato de RT

Volume de líquido pericárdico (mL) = $P^3 - H^3$, onde P é o diâmetro do espaço pericárdico na efusão pericárdica circunferencial, H é o diâmetro do coração em diástole (medidas em projeção paraesternal de EL).
   Área do anel da VM = 0,785 × D1 × D2, onde D1 é o diâmetro em projeção 4 câmaras, e D2 em projeção 2 câmaras.

E/E^1 > 15 → PDFVE > 19 mmHg (para anel mitral médio)
E/E^1 > 12 → PDFVE > 19 mmHg (para anel mitral lateral)
Se FEVE < 50%, E/A > 2, TD < 160 ms → PCPE > 18 mmHg
PCPE = 5,27 × E/VPF + 4,6
PCPE = 1,55 + 1,47 × E/E^1 (taquicardia sinusal)
PCPE = 1,9 + 1,24 × E/E^1 (ritmo sinusal normal)

Se E/VPF > 2,5 → PCPE > 15 mmHg, onde VPF é a velocidade de propagação colorido e em modo M da entrada mitral, E é a velocidade de onda E na entrada de VM, E^1 é a velocidade diastólica inicial no anel da VM (todas as medidas realizadas durante a expiração).

PAP$_{média}$ = [79 − (0,45 × TAP)] (utilizar somente se FC estiver entre 60-90)
PAP$_{média}$ = 0,65 × PSAP + 0,55
RVP = velocidade de RT (m/s)/VTICSVE (cm) × 10 + 0,16 (unidade de Woods)
FEVE = 1,7 × FE, na ausência de AMSP

FEVE = 2,8 × IVT TSVE, na ausência de disfunção diastólica grave, DSV significante, RM, RA, cavidade VE dilatada ou muito pequena

Fórmulas úteis e valores normais **11**

FEVE	dp/dt
Normal	> 1.200 mmHg/s
Levemente deprimida	1.000-1.200 mmHg/s
Moderadamente deprimida	800-999 mmHg/s
Gravemente deprimida	< 800 mmHg/s
FEVD	**dp/dt**
Normal	> 400 mmHg/s

Valores normais

Aorta em:	
Seios de Valsalva	2,1-3,5 cm
Junção sinotubular	1,7-3,4 cm
Segmento ascendente	2,1-3,5 cm; espessura da parede ≤ 3 mm
Segmento descendente	1,4-3 cm; espessura da parede ≤ 5 mm
Velocidade de pico do fluxo aórtico	71-120 cm/s
FEVE	≥ 55%
TSVE	1,4-2,6 cm
TSVD (acima da AO)	2,5-2,9 cm; (acima da VP): 1,7-2,3
APP (abaixo da AO)	1,5-2,1 cm
APD	0,9-1,3 cm
APE	0,8-1,6 cm
SC	0,4-1 cm
AE	2,3-3,9 cm
AD	2,5-4,1 cm
Pico de velocidade E	0,60-0,68 m/s
Pico de velocidade A	0,38-0,48 m/s
Razão E/A	1,5-2
DDFVE	3,6-5,5 cm
DSFVE	2,3-3,8 cm
Espessura VD	≤ 0,6 cm
Espessura da parede posterior do VE	0,6-1 cm
Espessura do SIV	0,6-1 cm
E/E^1	< 8

CAPÍTULO 5
Diretrizes para a utilização segura de contraste na ecocardiografia

Pacientes com hipertensão pulmonar ou condições de instabilidade cardiopulmonar devem sofrer monitoração de seus sinais vitais, eletrocardiografia e saturação de oxigênio durante a administração e pelo menos 30 minutos após a administração dos produtos. Todos os outros pacientes devem ser observados de perto durante e após a administração dos produtos.

Equipamento de ressuscitação e pessoal treinado devem estar prontamente disponíveis durante a administração da droga e o período de monitoração.

Contraindicações

DefinityR® é contraindicado para pacientes com hipersensibilidade conhecida aos produtos (Optison® é contraindicado para pacientes com hipersensibilidade conhecida a derivados sanguíneos e albumina) ou que tenham *shunt* cardíaco fixo direita-esquerda bidirecional ou *shunt* direita-esquerda transitório. Definity® não deve ser administrado arterialmente.

Aplicações clínicas

1 Quantificação exata de volumes de VE, FEVE, AMSP do VE de base e com estresse.
2 Definição precisa da anatomia cardíaca: hipertrofia apical, não compactação, trombo, Tako-Tsubo, aneurisma e pseudoaneurisma do VE, ruptura miocárdica, massa intracardíaca.
3 Doppler realçado.
4 Ablação septal com álcool.

CAPÍTULO 6
Dimensões atriais e ventriculares

Hipertrofia do VE

	Leve	Moderada	Grave
SIVd (cm)	1,1-1,3	1,4-1,6	≥ 1,7
PPVEd (cm)	1,1-1,3	1,4-1,6	≥ 1,7
Massa VE/ASC (g/m²)	116-131	132-148	≥ 149

Espessura Relativa da Parede (ERP) = 2 × PPVEd/DIVEd,

Na presença de massa aumentada do VE	ERP ≥ 0,42 sugere HVE concêntrica
	ERP < 0,42 sugere HVE excêntrica

Dilatação de VE:	Leve	Moderada	Grave
DDFVE (cm)	5,6-6,2	6,3-6,9	≥ 7,0

Índice de volume do VE (mL/m²):	Leve	Moderada	Grave
Volume diastólico VE/ASC	76-86	87-96	≥ 97
Volume sistólico VE/ASC	31-36	37-42	≥ 43

Dilatação do VD

- VD partilhando o ápice na projeção 4 câmaras.
- VD maior que o VE na projeção subcostal.
- VD quase igual ou maior que VE na projeção precordial.
- Tamanho do VD 2/3 do tamanho do VE na projeção 4 câmaras – VD levemente dilatado.
- Tamanho do VD = tamanho do VE na projeção 4 câmaras – VD moderadamente dilatado.
- Tamanho do VD > tamanho do VE na projeção 4 câmaras – VD gravemente dilatado.

Índice de volume do AE (volume AE/ASC)

Normal	16-28 mL/m²
Dilatação leve	29-33 mL/m²
Dilatação moderada	34-39 mL/m²
Dilatação grave	> 40 mL/m²

Volume AE = π/6 × L × D1 × D2 (método de diâmetro)
Volume AE = 0,85 × A¹ × A²/L (método de área)

onde:
D1 e D2 são os diâmetros do AE na projeção paraesternal de eixos longo e curto.
A¹ é a área do AE na projeção 4 câmaras.
A² é a área do AE na projeção 2 câmaras.
L representa o comprimento do AE na projeção 4 câmaras.*
*O L na projeção 2 câmaras não deve diferir em mais de 20%.

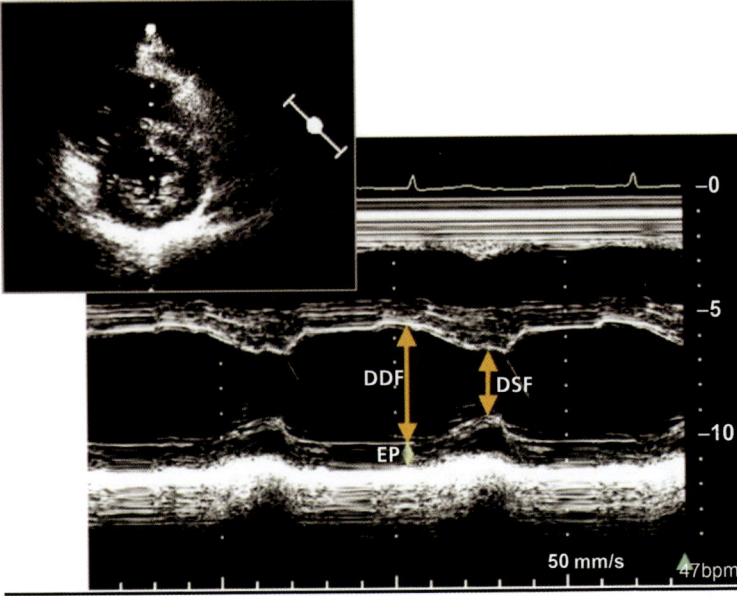

Figura 6 Medida do DDFVE e DSFVE ao modo M, guiado por imagem paraesternal de eixo curto (superior esquerdo). (Reproduzida, com permissão, de Lang *et al.*, 2005.)

Dimensões atriais e ventriculares

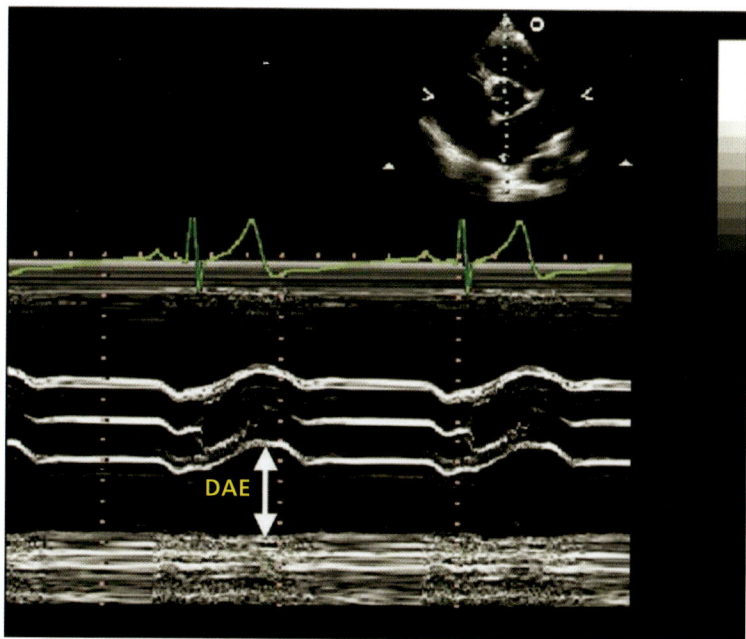

Figura 7 Medida do diâmetro atrial esquerdo (DAE) em modo M, guiado por imagem paraesternal de eixo curto (superior direito) no nível da valva aórtica. (Reproduzida, com permissão, de Lang *et al.*, 2005.)

	Dilatação			
	Normal	**Leve**	**Moderada**	**Grave**
VDD1 (cm)	2,0-2,8	2,9-3,3	3,4-3,8	≥ 3,9
VDD2 (cm)	2,7-3,3	3,4-3,7	3,8-4,1	≥ 4,2
VDD3 (cm)	7,1-7,9	8,0-8,5	8,6-9,1	≥ 9,2
ADVD (cm^2)	11-28	29-32	33-37	≥ 38
ASVD (cm^2)	7,5-16	17-19	20-22	≥ 23
TSVD1 (cm)	2,5-2,9	3,0-3,2	3,3-3,5	≥ 3,6
TSVD2 (cm)	1,7-2,3	2,4-2,7	2,8-3,1	≥ 3,2
AP1 (cm)	1,5-2,1	2,2-2,5	2,6-2,9	≥ 3,0

Área de mudança fracional do VD (%)	Normal:	32-60
	Levemente deprimida:	25-31
	Moderadamente deprimida:	18-24
	Gravemente deprimida:	≤ 17

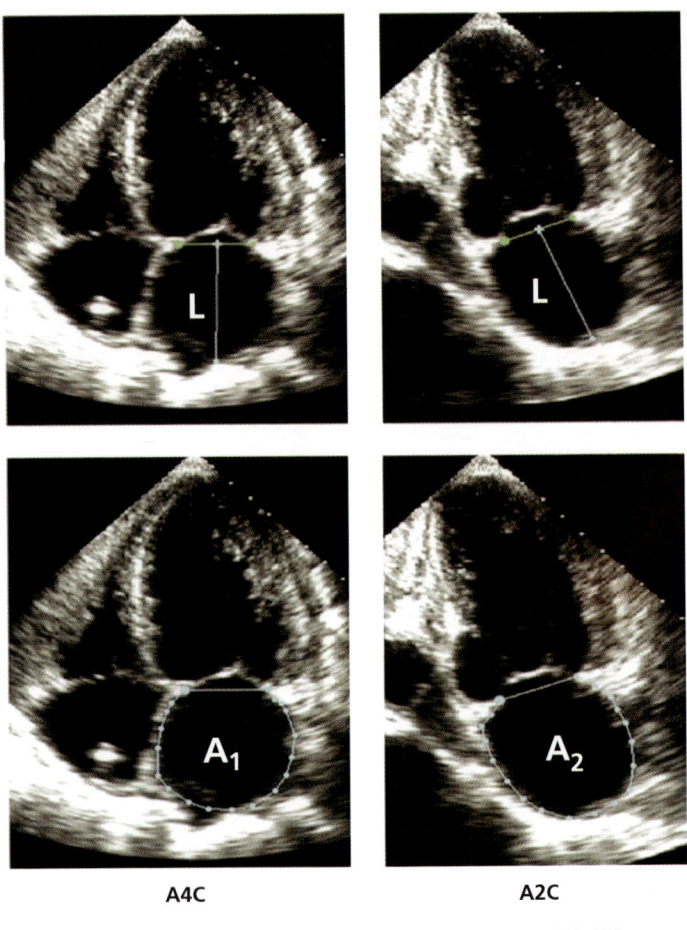

Volume de átrio esquerdo = $8/3\pi[(A_1)(A_2)/(L)]$*

*(L) é o menor dos comprimentos de A4C ou A2C

Figura 8 Medida do volume do átrio esquerdo (AE) pelo método área-comprimento (L) utilizando a projeção apical 4 câmaras (A4C) e apical 2 câmaras (A2C) no final da sístole ventricular (tamanho máximo do AE). L é medido a partir da parede posterior para alinhar transversalmente com os pontos de articulação da valva mitral. L menor, tanto em A4C como A2C, é utilizado na equação. (Reproduzida, com permissão, de Lang et al., 2005.)

Dimensões atriais e ventriculares   **17**

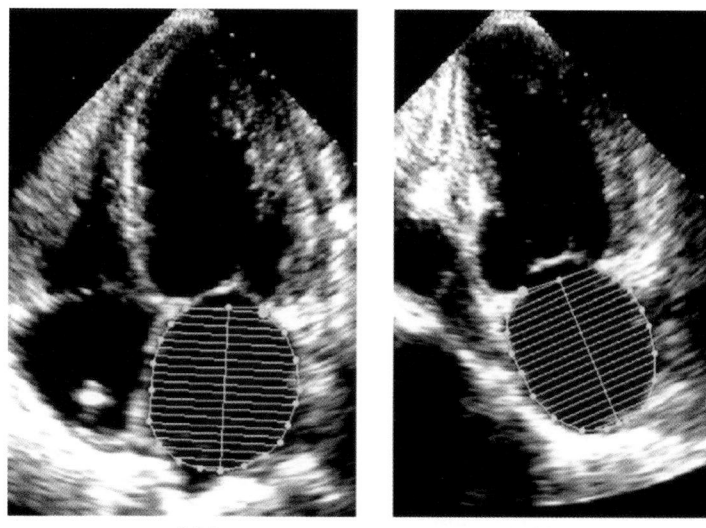
A4C   A2C

Figura 9 Medida do volume do átrio esquerdo (AE) por método biplanar de discos (método de Simpson modificado) utilizando projeção apical 4 câmaras (A4C) e apical 2 câmaras (A2C) no final da sístole ventricular (tamanho máximo do AE). (Reproduzida, com permissão, de Lang et al., 2005.)

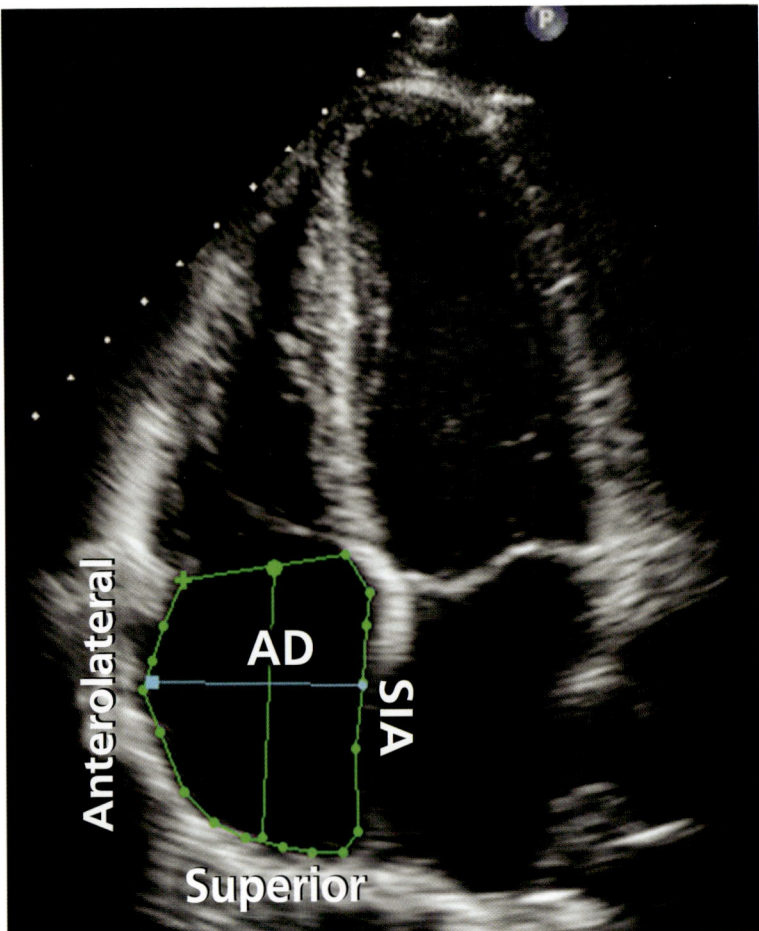

Figura 10 Medida do diâmetro e área do átrio direito (AD) utilizando a projeção apical 4 câmaras (A4C) no final da sístole ventricular (tamanho máximo de AD). Maior dimensão do AD < 5,4 cm (normal); menor dimensão do AD < 4,5 cm (normal); área de AD no final da sístole ≤ 18 m² (normal). (Reproduzida, com permissão, de Rudski et al., 2010.)

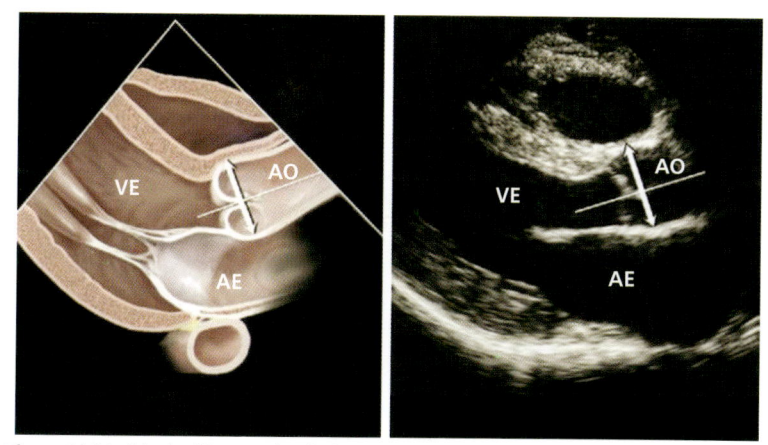

Figura 11 Medida do diâmetro da raiz da aorta nos seios de valsalva por imagem bidimensional paraesternal de eixo longo. Embora seja mostrada a técnica de ponta a ponta, alguns preferem o método de borda interna à borda interna. (Reproduzida, com permissão, de Lang et al., 2005.)

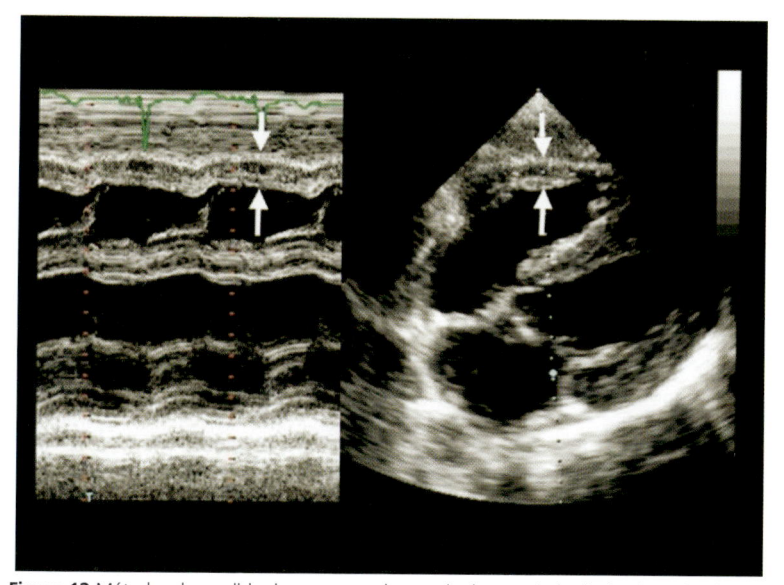

Figura 12 Métodos de medida da espessura da parede do ventrículo direito (setas) pelo modo M (esquerda) e ecocardiograma transtorácico subcostal (direita). (Reproduzida, com permissão, de Lang et al., 2005.)

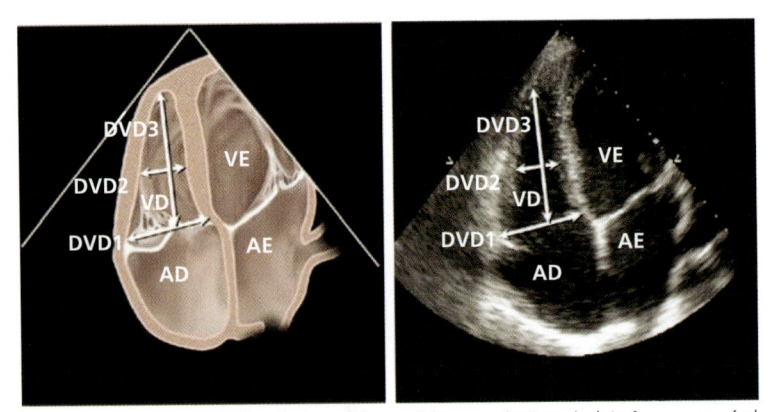

Figura 13 Diâmetro ventricular direito médio medido na projeção apical 4 câmaras ao nível dos músculos papilares de ventrículo esquerdo. (Reproduzida, com permissão, de Lang *et al.*, 2005.)

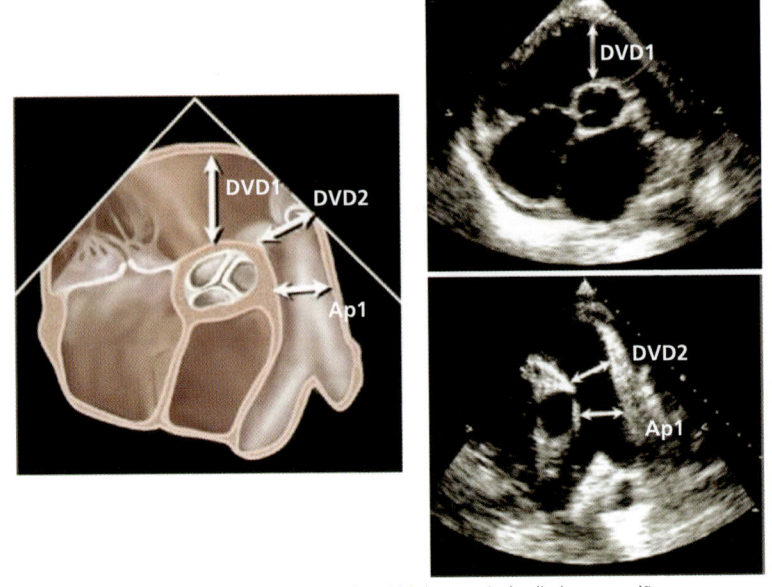

Figura 14 Medida do diâmetro do trato de saída do ventrículo direito na região subpulmonar (DVD1) e anel da valva pulmonar (DVD2) na projeção de eixo curto da valva aórtica. (Reproduzida, com permissão, de Lang *et al.*, 2005.)

CAPÍTULO 7
Doença arterial coronariana

Índice de motilidade da parede (IMP): (soma do escore/número de segmentos visualizados).
Normal 0, leve 1, moderado 2, grave 3, discinesia 4, aneurisma 5.
IMP > 1,7 sugere que mais de 20% do miocárdio estão danificados ou em risco.
IM antigo (cicatriz): tecido fino, acinético, denso.
IAM: Espessamento diastólico normal, porém, ausência de espessamento sistólico.

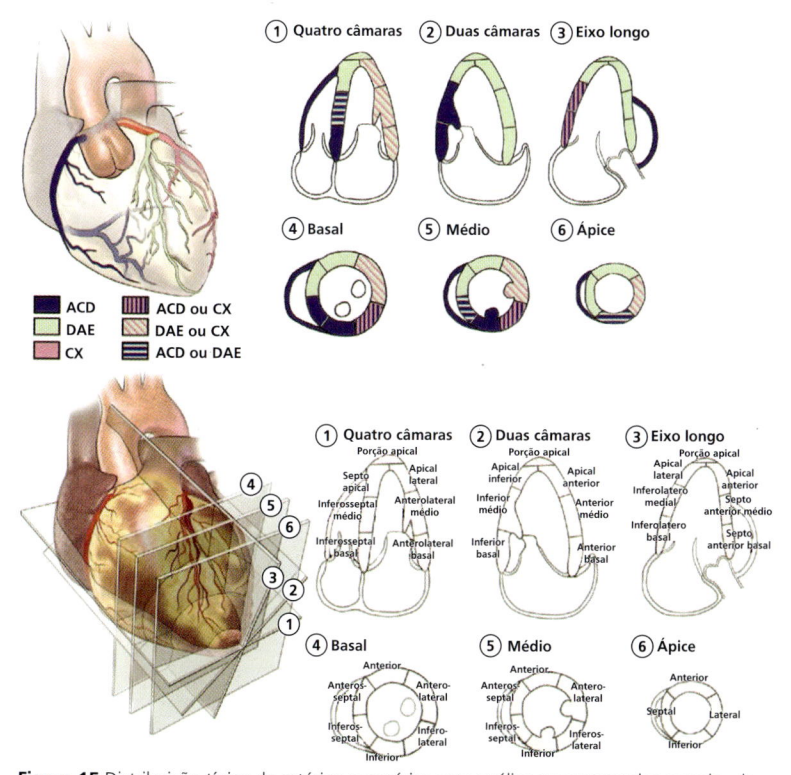

Figura 15 Distribuição típica de artérias coronárias com análise segmentar das paredes do VE com base em **projeções** esquemáticas, com orientação paraesternal nos eixos curto e longo, em três níveis diferentes. (Reproduzida, com permissão, de Lang et al., 2005.)

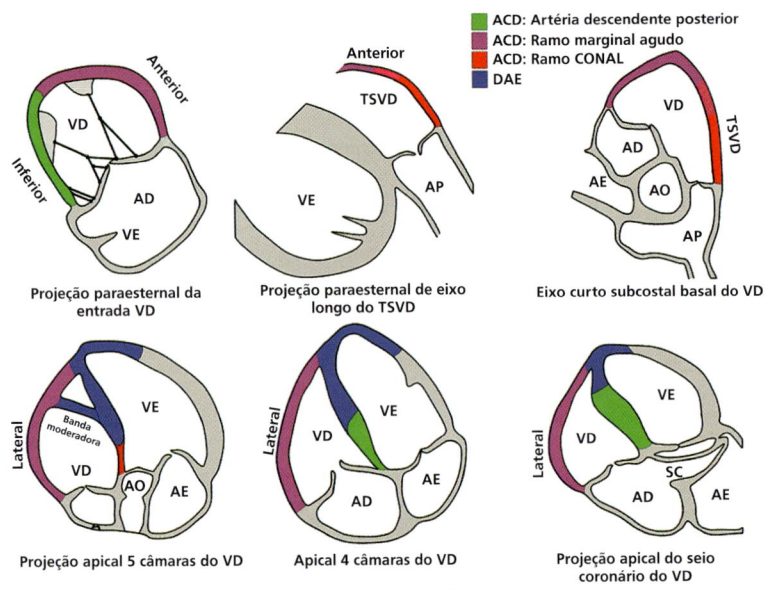

Figura 16 Nomenclatura segmentar das paredes do VD, juntamente com seus suprimentos coronarianos. (Reproduzida, com permissão, de Rudski *et al.*, 2010.)

CAPÍTULO 8
Função sistólica do ventrículo esquerdo e padrões diastólicos do ventrículo esquerdo

Função sistólica do ventrículo esquerdo

	Normal
dp/dt VE	≥ 1.200 mmHg/s
Fração de Encurtamento	≥ 30%
IVT do TSVE	18-22
IVT da VM	10-13

S^1 < 3 cm/s e E^1 < 3 cm/s – preditores de alta mortalidade cardíaca
S^1 > 7,5 cm/s (média de velocidade miocárdica sistólica de pico de 6 pontos ao redor do anel da valva mitral) – sugere FEVE normal

Marcadores ao modo M de função sistólica VE deprimida
- Separação e-septal > 2,5 cm implica em FE < 25%.
- Movimento de fechamento da VA no final da sístole.
- Achatamento da aorta posterior.
- Separação e-septal > 0,6 cm sugere FE diminuída.

Padrões diastólicos do ventrículo esquerdo
- Influxo mitral avaliado em 20° lateral ao ápice, entre as pontas dos folhetos.
- Avaliação do fluxo da veia pulmonar a 1,5 cm para dentro da VPSD.
- Avaliação do fluxo da veia hepática a 1-2 cm de proximidade à junção com a VCI.
- TD: tempo de desaceleração, extrapolado do pico da onda "E" até a linha de base.
- TRIV: tempo de relaxamento isovolumétrico (desde fechamento da VA até abertura da VM; TD paralelos).
- Am/ap: duração relativa da onda "A" mitral até a onda "a" da VP.
  PVS1: relaxamento atrial.
  PVS2: fluxo tardio de entrada no AE durante a sístole ventricular (PVS1 e PVS2 são misturados em 70%).
  PVD: abertura mitral (espelha a onda "E" do fluxo da VM, ↓ TD do PVD com ↑ PDFVE).
  PVA: sístole atrial → reversão de fluxo (pico e duração ↑ com ↑ de PDFVE).
- Velocidade de fluxo hepático e de VCS: "S" (fluxo sistólico anterógrado), "SR" (fluxo sistólico reverso), "D" (fluxo diastólico), "DR" (fluxo diastólico reverso).

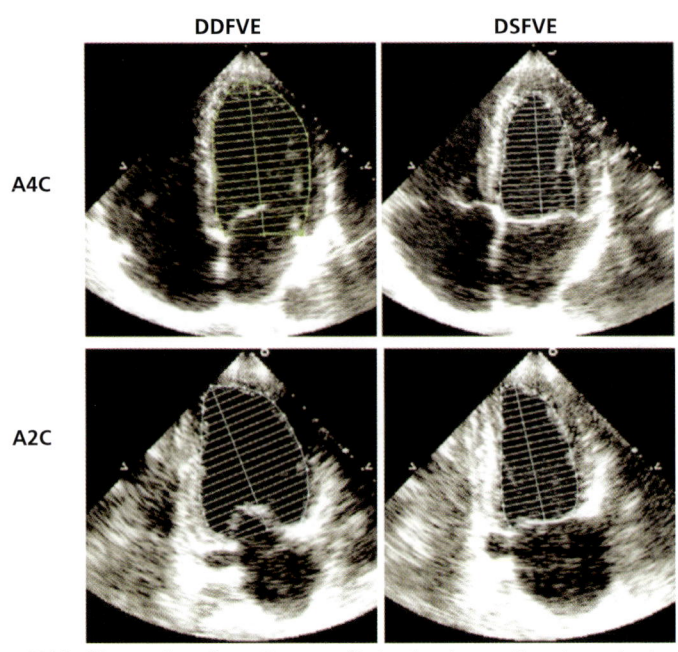

Figura 17 Medidas em duas dimensões para cálculos de volume utilizando o método biplanar de discos (método de Simpson modificado) em **projeção** apical 4 câmaras (A4C) e apical 2 câmaras (A2C) no final da diástole (DDFVE) e no final da sístole (DSFVE). Músculos papilares devem ser excluídos da cavidade durante o traçado. (Reproduzida, com permissão, de Lang et al., 2005.)

	E/A	TD (mcs)	TRIV (mcs)	mA/PVA PVA (m/s)	Fluxo da VP	
1 Normal:	> 1	> 160	70-90	> 1	< 0,25	↓ VP D/PVS
2 Relaxamento comprometido:	< 1	> 240	> 90	varia	< 0,25	↑ TD de PVD, ↑ A
3 Pseudonormalização:	> 1	> 160	> 60	< 1	> 0,25	↓ TD de PVD, ↑ PVA
4 Enchimento restritivo:	≥ 2	< 160	< 70	< 1	> 0,25	PVD » PVS2
5 Constrição:	alt na resp	< 160	< 70	< 1	> 0,25	alterações na respiração

Doppler tecidual de OP (paredes de septo basal e lateral)
$E^1/A^1 < 1$ → disfunção diastólica.
E^1 = velocidade diastólica inicial no anel mitral por Doppler tecidual.
A^1 = velocidade diastólica tardia no anel mitral por Doppler tecidual.

	Velocidade E[1] (anel septal)	Velocidade E[1] (anel lateral)
Restritiva	< 8 cm/s	< 10 cm/s
Normal/zona cinzenta	8-11 cm/s	10-12 cm/s
Constritiva	≥ 12 cm/s	> 12 cm/s

Colorido em modo M (influxo mitral)

VPF > 50 cm/s → Normal, VPF é a velocidade de propagação de fluxo mitral por Doppler colorido no modo M.
VPF < 50 cm/s → Limitado a pessoas jovens; VPF < 40 cm/s para pessoas mais velhas.
VPF > 100 cm/s → Constritiva.

Pressão	VCI	VCI com alteração na respiração
0-5	< 1,5	Colapso
6-10	1,5-2,5	Decréscimo > 50%
11-15	1,5-2,5	Decréscimo < 50%
16-20	> 2,5	Decréscimo < 50%
> 20	> 2,5	Sem alteração

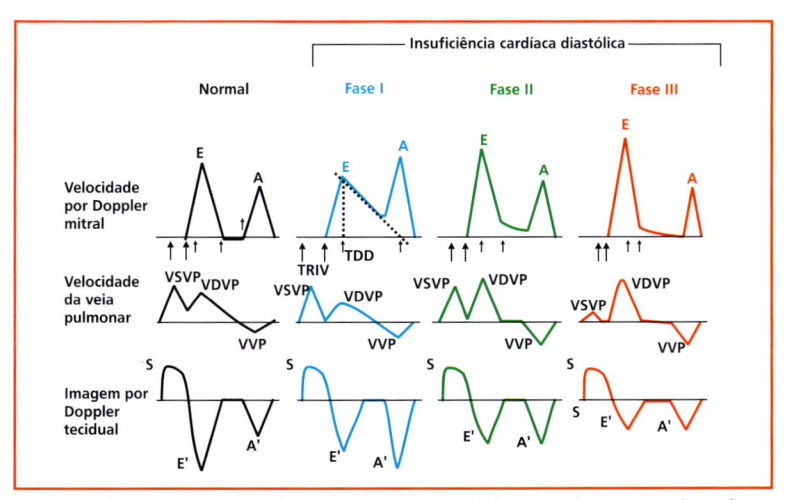

Figura 18 Avaliação do padrão de enchimento do ventrículo esquerdo na ecocardiografia. TRIV, indica tempo de relaxamento isovolumétrico; TDD, indica tempo de desaceleração de onda E; E, velocidade inicial de enchimento mitral; A, velocidade tardia de enchimento mitral por contração atrial; VSVP, velocidade sistólica na veia pulmonar; VDVP, velocidade diastólica na veia pulmonar; VVP, velocidade na veia pulmonar por contração atrial; S, velocidade miocárdica durante a sístole; E', velocidade inicial miocárdica durante enchimento; A', velocidade miocárdica durante enchimento em razão da contração atrial.

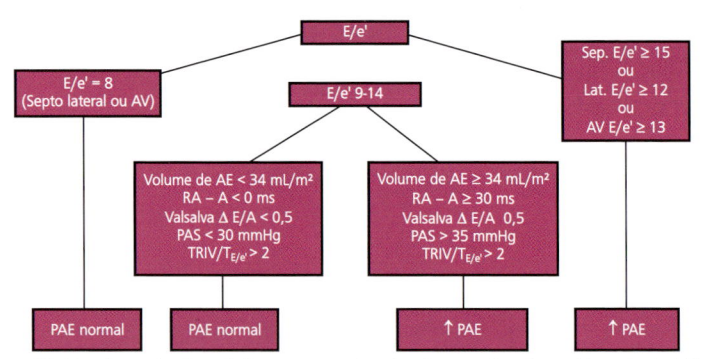

Figura 19 Algoritmo de diagnóstico para a estimativa de pressões de enchimento do VE em pacientes com FEVE normal. (Reproduzida, com permissão, de Nagueh et al., 2009.)

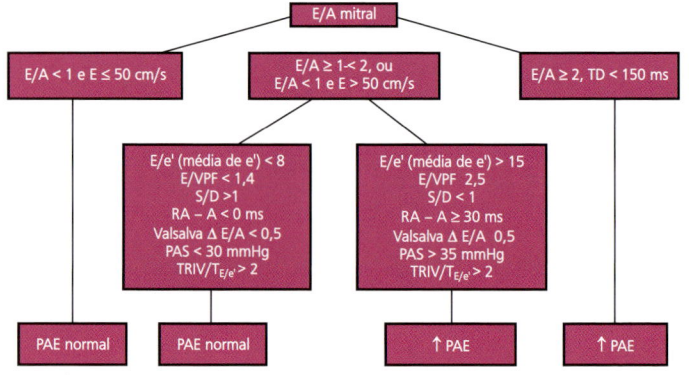

Figura 20 Algoritmo de diagnóstico para a estimativa de pressões de enchimento do VE em pacientes com FEVE deprimida. (Reproduzida, com permissão, de Nagueh et al., 2009.)

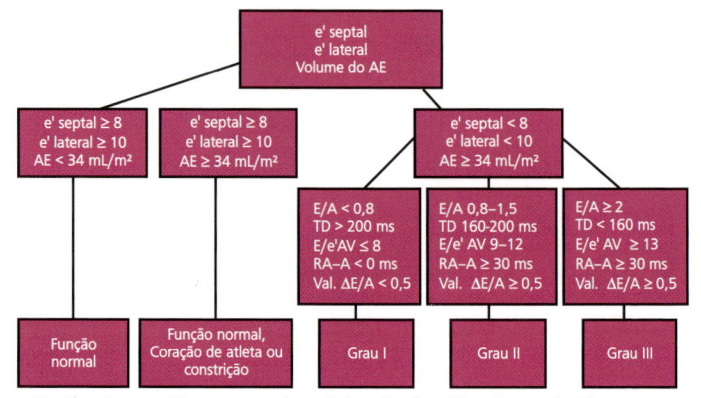

Figura 21 Algoritmo prático para graduar disfunção diastólica. (Reproduzida, com permissão, de Nagueh et al., 2009.)

CAPÍTULO 9
Função sistólica do ventrículo direito e padrões diastólicos do ventrículo direito

Padrões diastólicos do ventrículo direito
Anormal
Se razão E/A – < 1,0 e E'/A' < 1,0 leve disfunção diastólica (Estágio I) está presente.
Razão E/E[1] – > 6,0 & tempo de desaceleração (ms) < 120 sugere elevação de pressões de enchimento do VD.
Se razão E/A – < 1,0 & S < D no fluxo hepático, disfunção diastólica moderada (Estágio II) está presente.
Se razão E/A – < 1,0 & ↑ S reverso no fluxo hepático na ausência de RT grave, grave disfunção diastólica (Estágio III) está presente.

Função sistólica do ventrículo direito
1. IDT no nível do anel da VT na parede livre do VD – valor < 10 cm/s identifica a presença de disfunção de VD com Sb de 90% e Sp de 85%.
2. Excursão sistólica do plano do anel tricúspide (ESPAT) – mede níveis de excursão sistólica do anel lateral da VT em direção ao ápice na projeção 4 câmaras (medido no modo M do ápice ao anel da VT na parede livre do VD). Em geral, ESPAT < 1,6 cm está associado com função deprimida do VD, enquanto que ≥ 2 cm sugere função normal.
3. Índice de *Performance* Miocárdica = TFA – TE/TE = TCI + TRI/TE, se > 0,40, sugere ↓ FEVD.

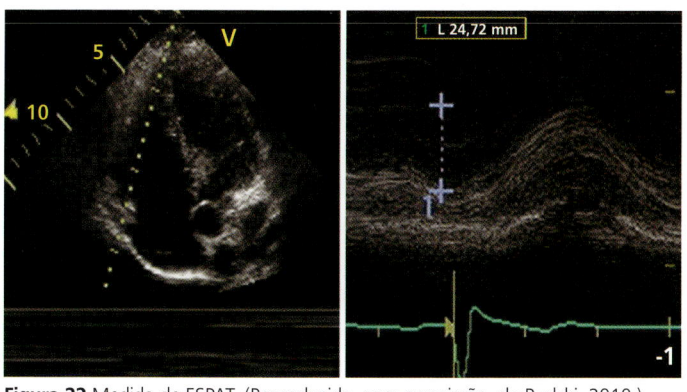

Figura 22 Medida de ESPAT. (Reproduzida, com permissão, de Rudski, 2010.)

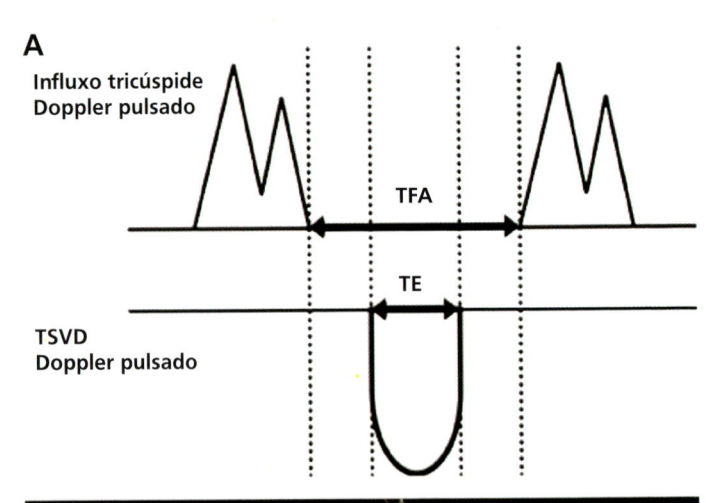

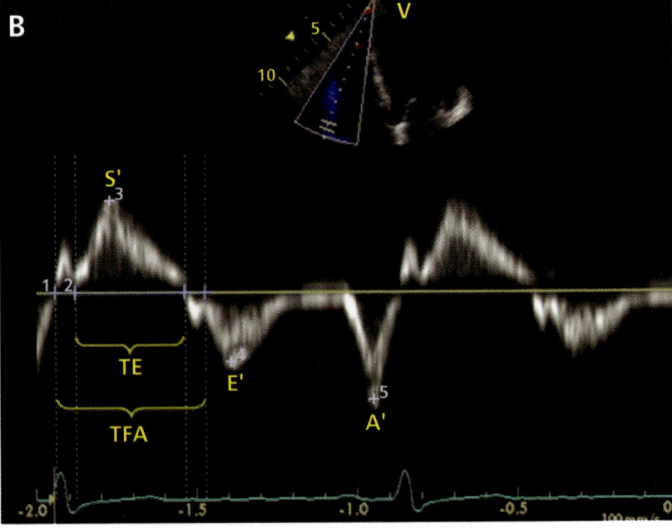

Figura 23 Medida de IPM por (**A**) Doppler pulsado e (**B**) Doppler tecidual pulsado. IPM tecidual, se > 0,5, sugere ↓ FEVD. (Reproduzida, com permissão, de Rudski, 2010.)

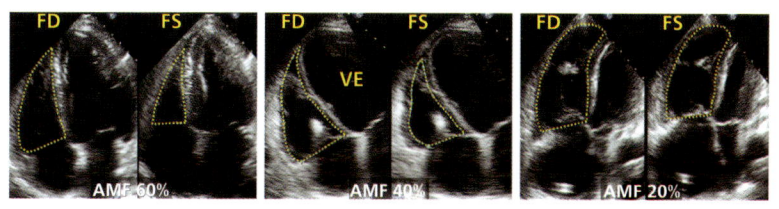

Figura 24 Medida de AMF. (Reproduzida, com permissão, de Rudski et al., 2010.)

4 Área de mudança fracionada (AMF) < 35% é anormal.

Porcentagem da AMF = 100% × {[área diastólica final (ADF) − área sistólica final (ASF)]/área diastólica final}

A borda endocárdica traçada na projeção apical 4 câmaras (A4C) do anel tricúspide ao longo da parede livre até o ápice, depois, de volta ao anel, ao longo do septo interventricular no final da diástole (FD) e final da sístole (FS). Trabeculação, folhetos tricúspides e cordões são incluídos na câmara: (esquerda) indivíduo normal, AMF 60%; (média) do ventrículo direito (VD) moderadamente dilatado, AMF 40%; (direita) VD gravemente dilatado, AMF 20%.

CAPÍTULO 10
Cardiomiopatias dilatada, hipertrófica e restritiva

Cardiomiopatia dilatada
- Aumento de tamanho do VE/VD, hipocinesia global (AMSP podem-se apresentar), trombo mural.
- DC baixo causa separação reduzida da VM, fechamento cônico da cúspide da VA.
- Contraste espontâneo no VE em imagens 2D.
- Diástole: relaxamento comprometido; padrão pseudonormal ou restritivo, se mais avançado.

Cardiomiopatia hipertrófica
O miocárdio se apresenta granular; a cavidade é pequena, com obliteração sistólica quase total.
- **MSA**: movimento sistólico anterior da valva mitral (a ejeção do sangue cria o efeito de Bernoulli, deslocando o folheto anterior da VM, criando uma obstrução dinâmica do TSVE; obstrução localizada ao Doppler de OP; *aliasing* ao Doppler colorido também ocorre no sítio).
- **RM no final da sístole**: pode ser grave, geralmente jato excêntrico direcionado posteriormente.
- A gravidade da obstrução é avaliada por OC; pico tardio com envelope em forma de "punhal"; identificar o período de relaxamento isovolumétrico para verificar se o envelope de fluxo é da via de saída, em vez do jato da RM.
- Gradiente aumentado pela manobra de Valsalva e no batimento pós-CVP.
- Ocorre disfunção diastólica; relaxamento comprometido é mais comum do que o padrão restritivo.

Cardiomiopatia restritiva
- A função sistólica e o tamanho ventricular são normais, aumento biatrial, RM, RT geralmente presentes.
- Padrão restritivo em testes diastólicos (E >> A, TD < 160 ms, TRIV < 60 ms).
- Velocidade E^1 < 8 cm/s ao Doppler tecidual.
- VPF < 50 cm/s (VPF é a velocidade de propagação de fluxo ao Doppler colorido no modo M através da valva mitral) → Restritivo para pessoa jovem; VPF < 40 cm/s para pessoa mais velha.
- Padrão diastólico restritivo, ocasionalmente ocorre regurgitação diastólica mitral e tricúspide.

CAPÍTULO 11
Efusão pericárdica, tamponamento cardíaco, pericardite constritiva

Efusão pericárdica
Pequena posterior, < 1 cm.
Média circunferencial, < 1,5 cm.
Grande circunferencial, ≥ 1,5 cm.
Gordura epicárdica pequena, espaço anterior livre de ecos, ausência de espaço posterior sem eco.
Líquido pericárdico exclui a aorta; líquido pleural o envolve.

Tamponamento cardíaco
- Colapso do VD no início da diástole; colapso de AD no final da diástole e início da sístole.
- Inspiração diminui Pv, fluxo anterógrado da VM, tamanho do VE, AE; ocorre o oposto na expiração.
- Inspiração aumenta VH, fluxo anterógrado da VT, tamanho do AD, VD; ocorre o oposto na expiração e aumenta o fluxo reverso.
- TRIV do VE (tempo de relaxamento isovolumétrico) aumenta na inspiração; ocorre o oposto na expiração.
- VCI ingurgitada > 2 cm, não pulsátil, sem alteração na inspiração.

Pericardite constritiva
- Pericárdio claro, espessado, ≥ 4 mm.
- Átrio não é marcadamente aumentado.
- VPF > 100 cm/s (VPF é a velocidade de propagação do fluxo através da valva mitral AO Doppler colorido em modo M).
- Velocidade E^1 > 8 cm/s ao Doppler tecidual.
- TRIV do VE (tempo de relaxamento isovolumétrico) aumenta na inspiração; ocorre o oposto na expiração.
- TD (tempo de desaceleração) do fluxo direto da VT aumenta com inspiração; ocorre o oposto na expiração.
- Inspiração "ventricular interdependente" => diminuição do fluxo da VM => VE diminui => o septo se desloca para a esquerda => VD aumenta; ocorre o oposto na expiração.
  Inspiração diminui Pv, fluxo direto da VM, tamanho do VE, AE; ocorre o oposto na expiração.
- Inspiração aumenta fluxo de VT, VP, tamanho do AD, VD; ocorre o oposto na expiração.
  Expiração aumenta o fluxo reverso sistólico e diastólico da veia hepática.
- VCI ingurgitada > 2 cm, não pulsátil, sem alteração na inspiração.

CAPÍTULO 12
Estenose mitral

Morfologia da VM (espessamento valvar e subvalvar, calcificação, mobilidade do folheto).

Aspectos da **estenose mitral reumática**:
- Valva espessada e calcificada.
- Aspecto de "bastão de Hockey" do folheto anterior.
- Folheto posterior imóvel ou preso ao folheto anterior.
- Orifício como "boca de peixe" na projeção paraesternal de EC.
- Inclinação E-F diminuída em modo M.

Gradiente
- Velocidade máxima (OP; OC, se houver *aliasing*, utilizar cor para guiar).
- Gradiente máximo (equação de Bernoulli modificada $4V^2$).
- Gradiente médio (por IVT em OC).

Contraste espontâneo no AE na ausência de fibrilação atrial → ao menos EM moderada.
Aumento de GMT médio da VM > 15 mmHg e/ou PSVD > 60 mmHg durante EEE sugere EM clinicamente significativa.

Área
- Método de planimetria ao paraesternal de EC no nível das pontas dos folhetos da VM.
- Método de equação contínua (deve-se utilizar IVT **b/c** VM e períodos de ejeção do TSVE diferem; não é aplicável se existe significante RA e/ou RM).
- Método de tempo de meia pressão (AVM = 220/PHT); AVM = 759/TD; (não utilizar fórmulas se: área de orifício de valva protética > 1,5 cm^2; presença de RA aguda e imediatamente S/VPB).
- Método de área de superfície de isovelocidade proximal (PISA).

$$AVM = 2\pi r^2 * \frac{V_r}{V_{máx}} * \frac{\alpha^0}{180^0}$$

$2\pi r^2$ Área de superfície de isovelocidade proximal hemisférica na distância radial "r" do orifício da VM.
V_r Velocidade de *aliasing* na distância radial "r" [cm/s].
$V_{máx}$ Pico de velocidade da estenose mitral por OC [m/s].
α Ângulo entre dois folhetos mitrais no lado atrial [grau].
AVM Área da valva mitral [cm^2].

Gravidade de EM

	Área VM	Gradiente médio	PHT
Normal	4-6 cm^2	–	–
Leve	1,5-2 cm^2	< 5 mmHg	< 150 ms
Moderado	1-1,5 cm^2	5-10 mmHg	150-220 ms
Grave	< 1 cm^2	> 10 mmHg	> 220 ms

CAPÍTULO 13
Escore de valvoplastia mitral

Escore de valva mitral = Mobilidade do folheto + Espessamento da valva + Calcificação + Espessamento subvalvar

Item	Classificação	Valor (Mobilidade reduzida)
Mobilidade de folheto	Altamente móvel	1
	Movimento somente em folheto basal	3
	Movimento mínimo	4
Espessamento valvar	Próximo ao normal (4-5 mm)	1
	Pontas mais espessas	2
	Espessamento de todo o folheto (5-8 mm)	3
	Espessamento acentuado de folheto (> 8-10 mm)	4
Calcificação	Áreas únicas de brilho	1
	Áreas dispersas nas margens dos folhetos	2
	Brilho se estende até metade dos folhetos	3
	Brilho intenso de folheto	4
Espessamento subvalvar	Espessamento mínimo do cordão	1
	Espessamento do cordão em até 1/3	2
	Espessamento do terço distal do cordão	3
	Espessamento extenso do músculo papilar	4
Escore da valva mitral	[Sem unidade]	
Resultado	Um escore maior ou igual a 8 é considerado "Ruim"	
	Um escore menor que 8 é considerado "Bom"	

Os parâmetros a seguir sugerem ↑ de PAE média em pacientes com EM:
1 TRIV (< 60 ms tem alta especificidade).
2 TRIV/TE-E' (< 4,2).
3 Velocidade da onda "A" mitral (> 1,5 m/s).

CAPÍTULO 14
Recomendações para registro de dados e medição na estenose mitral

Elemento de dados	Registro	Medidas
Planimetria	• Projeção paraesternal 2D de eixo curto	• Contornar o orifício mitral interno
	• Determinar o menor orifício escaneando do ápice à base	• Incluir comissuras quando aberto
	• Plano de posição de mensuração pode ser orientado por eco 3D	• Na mesodiástole (utilizar cine-*loop*)
	• Menor ajuste de ganho para visualizar o orifício mitral total	• Média de medições se houver fibrilação atrial
Fluxo mitral	• Doppler de onda contínua	• Gradiente médio pelo contorno traçado pelo fluxo diastólico mitral
	• Janelas apicais geralmente adequadas (otimize ângulo de intercepção)	• Tempo de meia pressão da inclinação descendente da onda E (inclinação na mesodiástole se não for linear)
	• Ajustar ganho para obter contorno de fluxo bem definido	• Média de medições se houver fibrilação atrial
Pressão arterial sistólica pulmonar	• Doppler de onda contínua	• Velocidade máxima de fluxo de regurgitação tricúspide
	• Múltiplas janelas acústicas para otimizar o ângulo de intercepção	• Estimativa da pressão atrial direita de acordo com diâmetro da veia cava inferior
Anatomia valvar	• Projeção paraesternal de eixo curto	• Espessura valvar (máxima e heterogenicidade)
		• Fusão comissural
		• Extensão e localização de zonas brilhantes (nódulos fibrosos ou calcificação)
	• Projeção paraesternal de eixo longo	• Espessura valvar
		• Extensão da calcificação
		• Maleabilidade valvar
		• Aparelho subvalvar (espessura do cordão, fusão ou encurtamento)
	• Projeção apical 2 câmaras	• Aparelho subvalvar (espessura do cordão, fusão ou encurtamento)
		Detalhar cada componente e resumir em um escore

Fração de regurgitação (FR) na insuficiência valvar

	VS total	Volume do fluxo sistêmico
RM	Mensurar na VM	Mensurar na VA
RA	Mensurar na VA	Mensurar na VP
RT	Mensurar na VT	Mensurar na VP ou VA
RP	Mensurar na VP	Mensurar na VA ou VM

FR (%) = 100% × (VS total − Volume de fluxo sistêmico)/VS total
VD (mL) = VS total − Volume de fluxo sistêmico

CAPÍTULO 15
Regurgitação mitral

- PVM tem movimento posterior na mesossístole ao modo M; quebra o plano das bases em ≥ 3 mm ao paraesternal de EL; observar se há espessamento, redundância (não é possível o diagnóstico na projeção apical).
- Efeito coanda – jato da regurgitação abraça a borda cardíaca, aparenta ser menos grave do que realmente é.

RM grave sugerida
- Impulso de fechamento da VA no final da sístole na presença de FEVE normal.
- ↑ diâmetro do AE/VE; Folheto da VM frouxo; ruptura do músculo papilar.
- OC: ↑ intensidade/densidade do sinal e presença de corte de sinal da onda "v".
- IVT VM/IVT TSVE ≥ 1,3.
- Área média do fluxo de cores da RM/média de área do AE em três planos (leve < 20%, moderada 20-40%, grave > 40% somente área em mosaico do jato).
- Jato colorido excêntrico da RM que atinge a parede posterior do AE e entra na VPSD e na VPSE.
- Velocidade E aumentada (≥ 1,4 m/s nativo, > 2.0 m/s protético) sem o aumento do TD (tempo de desaceleração).

RM grave mais facilmente descartado
- Presença de significante contraste espontâneo no AE.
- A > E no padrão de influxo mitral.

RM grave
- Volume de regurgitação mitral ≥ 60 mL (leve < 30 mL; moderada ≤ 59 mL).
- Fração de regurgitação ≥ 50% (leve < 30%, moderada ≤ 49%).
- Fluxo sistólico reverso em pelo menos duas veias pulmonares opostas.
- Jato de RM que atinge parede posterior do AE (somente área de mosaico do jato).
- Raio da PISA ≥ 1 cm (velocidade de *aliasing* em 40 cm/s).
  Fluxo de regurgitação = $2\pi r^2 V_n$ (em cm^3/s).
  ORE = Fluxo de regurgitação/$V_{máx}$ (em cm^2).
  Vol regurg = ORE × IVT (em cm^3).
   r = raio de PISA.
   V_n = velocidade de Nyquist com cor.
   $V_{máx}$ = velocidade máxima da RM por OC.
   IVT = envelope da RM por OC.
- ORE ≥ 0,40 cm^2 (moderado 0,2-0,39 cm^2, leve < 0,2 cm^2).
  Vena Contracta:

  ≥ 0,7 cm   RM grave.
  0,31-0,69 cm M moderada.
  ≤ 0,3 cm   RM leve.

Os parâmetros seguintes sugerem ↑ da média de PAE em pacientes com RM ≥ moderada

1 Ar – A (≥ 30 ms).
2 TRIV (< 60 ms com alta especificidade).
3 TRIV/TE-E' (< 3,0) pode ser aplicado para a predição das pressões de enchimento do VE em pacientes com RM e FE normais, enquanto que a média de E/E' > 15 é aplicável somente na presença de FEVE deprimida.

CAPÍTULO 16
Regurgitação aórtica

RA grave sugerida
1 RM diastólica.
2 Raio de PISA > 0,7 cm com velocidade de *aliasing* em 35 cm/s → RA grave.

	Leve	Moderada	Grave
Largura do jato/TSVE	< 25%	25-64%	≥ 65%
Área do jato/TSVE	< 30%	30-59%	≥ 60%
Fração de regurgitação	< 30%	30-49%	≥ 50%
Volume de regurgitação	< 30 mL	30-59 mL	≥ 60 mL
Área ORE do jato de RA	< 0,1 cm^2	0,1-0,29 cm^2	≥ 0,3 cm^2
Vena contracta	< 0,3 cm	0,3-0,6 cm	> 0.6 cm
PHT	> 400 ms	200-400 ms	< 200 ms
Fluxo reverso da aorta desc	Início de diástole	–	Holodiástole
Sinal da onda de Doppler por OC	Fraco	–	Denso

Método de PISA
Fluxo de regurgitação = $2\pi r^2 V_n$ (em cm^3/s).
ORE = Fluxo de regurgitação/$V_{máx}$ (em cm^2).
Vol regurg = ORE × IVT (em cm^3).
  r = raio de PISA.
  V_n = velocidade de Nyquist com cor.
  $V_{máx}$ = velocidade máxima da RM em OC.
  IVT = envelope da RM em OC.

CAPÍTULO 17
Estenose aórtica

Observar:
- Morfologia, calcificação e mobilidade da válvula e severidade hemodinâmica.
- Hipertrofia, função sistólica e diastólica do VE.
- $AVA = 0,785\ (D_{TSVE})^2\ (IVT_{TSVE})/(IVT_{VA})$.
- Diâmetro do TSVE na projeção paraesternal de EL, na base do folheto da VA, durante a mesodiástole (maior).
- IVT_{TSVE} = trato de saída (A5Ch, 1-1,5 cm próximo à valva, com OP; evitar área de aceleração de fluxo pré-estenose).
- IVT_{VA} = fluxo aórtico (A3CH ou A5CH, na VA; use OC).
- [Pode utilizar velocidade de pico, porém IVT é a preferida.].
- Gradiente: gradiente de pico = $4v^2$ (utilizar OC); gradiente médio ≈ 2/3 pico (traçar IVT VA).
- Índice dimensional: V1/V2 < 0,25 EA é grave.
- Índice de perda de energia (IPE) = AOE × AA/(AA−AOE) × ASC; se ≤ 0,52 cm^2/m^2 suspeitar de EA grave.
- Separação da cúspide VA ao modo M: < 1,3 cm é anormal; < 0,8 cm → suspeitar EA grave.

	Gradiente médio	Área valvar	AVA/ASC
EA leve	< 25 mmHg	> 1,5 cm^2	> 0,9 cm^2/m^2
EA moderada	25-39 mmHg	1-1,5 cm^2	0,6-0,9 cm^2/m^2
EA grave	≥ 40 mmHg	< 1 cm^2	< 0,6 cm^2/m^2

CAPÍTULO 18
Recomendações para registro de dados e medição na estenose aórtica

Elemento de dados	Gravação	Medição
Diâmetro de TSVE	• Projeção paraesternal 2D de eixo longo • Modo *zoom* • Ajustar ganho para otimizar a interface entre tecido e sangue	• Borda interna à borda interna • Mesossístole • Paralelo e adjacente à valva aórtica ou no sítio de mensuração da velocidade (ver texto) • Diâmetro é utilizado para calcular a CSA
Velocidade de TSVE	• Doppler de onda pulsada • Projeção apical de eixo longo ou 5 câmaras • Volume de amostragem posicionado somente ao lado do VE da valva e mover cuidadosamente até TSVE, se necessário, para obter curva de fluxo laminar • Velocidade de base e escala ajustada para maximizar o tamanho da curva de velocidade • Eixo de tempo (velocidade de varredura) 100 mm/s • Configuração de filtro de parede baixo • Suavizar a curva de velocidade com pico bem definido e limitar a variação de velocidade da velocidade no pico	• Velocidade máxima do pico da curva da velocidade densa • IVT do traçado da velocidade modal
Velocidade de jato da EA	• Doppler de OC (transdutor próprio) • Múltiplas janelas acústicas (p. ex., apical, supraesternal, paraesternal direita etc.) • Diminuir ganhos, aumentar filtro de parede, ajustar linha de base, e escala para otimizar o sinal	• Pico de velocidade máxima da curva da velocidade densa • Evitar ruídos e sinais lineares finos • IVT traçado desde a borda externa da curva de sinal denso

Elemento de dados	Gravação	Medição
	• Imagem espectral em escala de cinza com escala de tempo expandida	• Gradiente médio calculado desde a curva da velocidade traçada
	• Alcance de velocidade e linha de base ajustados para o sinal da velocidade se encaixar, porém preencher a escala vertical	• Relatar janela onde foi obtida a velocidade máxima
Anatomia valvar	• Visão paraesternal de eixos longo e curto	• Identificar número de cúspides na sístole, presença de rafe
	• Modo *zoom*	• Avaliar mobilidade das cúspides e fusão comissural
		• Avaliar calcificação valvar

CAPÍTULO 19
Resolução para discrepâncias aparentes na mensuração da gravidade da estenose aórtica

Velocidade EA > 4 m/s e AVA > 1 cm^2

1 Checar medida do diâmetro do TSVE e comparar com estudos anteriores[a]

2 Checar sinais de velocidade do TSVE para aceleração de fluxo

3 Calcular AVA indexada quando

   a Altura é < 165 cm (5'5")

   b ASC < 1,5 m^2

   c IMC < 22 (equivalente a 55 kg ou 120 lb nesta altura)

4 Avaliar gravidade da RA

5 Avaliar débito cardíaco elevado

   a Volume sistólico do TSVE

   b FE do VE 2D e volume sistólico

Causas comuns: estado de alto débito, RA moderada a grave, tamanho corporal grande

Velocidade EA < 4 m/s e AVA < 1 cm^2

1 Checar medida do diâmetro do TSVE e comparar com estudos anterioresa[a]

2 Checar sinal de velocidade do TSVE para verificar distância da valva

3 Calcular AVA indexada quando

   a Altura é < 165 cm (5'5")

   b ASC < 1,5 m^2

   c IMC < 22 (equivalente a 55 kg ou 120 lb nesta altura)

4 Avaliar fluxo transtorácico com baixo volume

   a Volume sistólico do TSVE

   b FE de VE 2D e volume sistólico

   c Gravidade da RM

   d Estenose mitral

5 Quando FE < 55%

   a Avaliar grau de calcificação valvar

   b Considerar ecocardiografia de estresse com dobutamina

Causas comuns: débito cardíaco baixo, tamanho corporal pequeno, RM grave

CAPÍTULO 20
Estenose pulmonar, regurgitação pulmonar e hipertensão pulmonar

Estenose pulmonar

	Gradiente de pico da VP
Leve	5-35 mmHg
Moderado	36-64 mmHg ou velocidade de pico do fluxo aórtico ≥ 3 m/s
Grave	> 64 mmHg ou velocidade de pico de fluxo aórtico > 4 m/s

Regurgitação pulmonar
Grave
1 *Vena contracta* ≥ 75% do TSVD.
2 PHT < 200 ms.
3 Densidade do jato da RP/densidade do jato sistólico do TSVD ≥ 1.
4 Fluxo holodiastólico reverso na APP.
5 Área de mosaico do jato se extende por mais de 4 cm da VP até 1 cm da VT.

Hipertensão pulmonar
- Ausência de queda no final da diástole ao Doppler de OC no jato de IP.
- Tempo de RT >> tempo de ejeção do TSVD, suspeita de HTNP.
- Aumento VD/AD e hipertrofia do VD.
- VE com formato de "D" (septo achatado na sístole e diástole - sobrecarga de pressão ou de pressão e volume); (septo achatado na diástole – sobrecarga de volume).
- Observar influxo mitral, se menor que pseudonormal e sem EM presente, então é mais provável que a HAS não seja secundária a problemas no coração esquerdo
Pressão VD_s = jato de velocidade máxima na RT => $(4V^2 + AD)$.
Pressão AP_d = jato de velocidade máxima na RP no final da diástole => $(4V^2 + AD)$.
- Tempo de aceleração pulmonar (TAP) (equação de Mahan):
$PAP_{média}$ = [79 – (0,45 × TAP)] (utilizar somente se FR 60-90 bpm).

	Normal	Leve	Moderado	Grave
TAP (ms)	> 120	101-120	71-100	≤ 70
PSAP (mmHg)	< 40	< 50	< 70	≥ 70
PAP média (mmHg)	< 25	25-34	35-44	≥ 45

$PAP_{média}$ = 0,65 × PSAP + 0,55 (equação de Syyed).
RVP = VRT (m/s)/10 × IVT do TSVD (cm) + 0,16 (unidade de Woods) (equação de Abbas).

Estimativa da pressão do AD

Pressão AD (mmHg)	VCI (cm)	Alteração na VCI na respiração
0-5	< 1,7	Colapso
6-10	1,7-2,5	Decréscimo > 50%
11-15	1,7-2,5	Decréscimo < 50%
16-20	> 2,5	Decréscimo < 50%
> 20	> 2,5	Sem alteração

CAPÍTULO 21
Regurgitação tricúspide e estenose tricúspide

Regurgitação tricúspide
Folhetos visualizados:
Projeção AD/VD: anterior, posterior.
Projeção apical 4 câmaras: anterior, septal.

RT grave
- Dilatação do VD, AD e VCI.
- Expansão visível da VCI em cada sístole e fluxo reverso holossistólico.
- Falha de coaptação do folheto da VT:
  - área de fluxo em cores (parte mosaica do jato) > 30% do tamanho do AD ou > 10 cm^2;
  - sinal de OC denso com pico precoce;
  - velocidade de influxo tricúspide > 1 m/s.
- *Vena contracta* ≥ 0,7 cm.
- Raio da PISA > 0,9 cm na velocidade Nyquist de 50-60 cm/s.

Método de PISA
Fluxo regurgitante = $2\pi r^2 V_n$ (em cm^3/s).
ORE = Fluxo regurgitante/$V_{máx}$ (em cm^2).
Volume regurgitante = ORE × IVT (em cm^3).
    r = raio da PISA.
    V_n = velocidade Nyquist em cores.
    $V_{máx}$ = velocidade máxima da RT por OC.
    IVT = envelope da RT por OC.

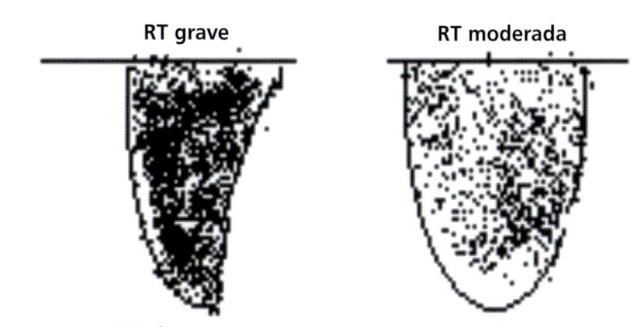

Figura 25 Pico inicial de formato triangular, sístole tardia com configuração côncava do sinal por OC.

Estenose tricúspide

	Gradiente médio VT	AVT	IVT
Leve	< 2 mmHg	–	–
Moderada	2-5 mmHg	–	–
Grave	≥ 5 mmHg	< 1 cm^2	> 60
Tempo de meia pressão	(AVT = 190/PHT)		

CAPÍTULO 22
Endocardite infecciosa

Critérios de Duke
- Definitiva: 2 maiores, 1 maior e 3 menores, ou 5 menores.
- Possível: aquém das acima.
- Rejeitada: diagnóstico alternativo consistente.

Maiores
- B/C positivo (bacteriemia sustentada ou organismos típicos).
- Envolvimento endocárdico (eco ou novo sopro).

Menores
- Predisposição (UDI ou doença estrutural cardíaca).
- Febre > 38°C.
- Fenômeno vascular.
- Microevidência (culturas que não completam critério maior).
- Eco (que não completa critério maior).

Características da vegetação
- Ecogenicidade do miocárdio (não calcificado).
- Movimento independente.
- Lado atrial da VM, VT; lado ventricular da VA, VP.

Quando realizar ETE em pacientes com suspeita de endocardite infecciosa
Realizar **ETE** no seguinte grupo de pacientes:
1. Alta suspeita clínica.
2. Imagens subideais ao ETT.
3. Pacientes de alto risco: valva cardíaca protética, cardiopatia congênita complexa, endocardite prévia, *bacteriemia por S. aureus*, novo sopro, bacteriemia persistente, evidência de embolismo, insuficiência cardíaca congestiva de início recente.
4. Aspectos de alto risco na ETT: vegetações grandes ou móveis, insuficiência valvar moderada ou grave, disfunção ventricular nova, sugestão de extensão perivalvar.
5. Falha de tratamento.

Se positivo, tratar adequadamente (clínico/cirúrgico); se negativo, mas com alta suspeita clínica persistente, repetir ETT em 7 dias; se ainda for negativo, observar e procurar outros diagnósticos. Todos os outros pacientes devem realizar um ETT inicial. Se positivo, tratar adequadamente (clínico/cirúrgico), se negativo, observar e procurar outros diagnósticos.

CAPÍTULO 23
Recomendações da ACC/ASE para ecocardiografia na endocardite infecciosa

Sumário de diretrizes da ACC/ASE: Ecocardiografia (transtorácica [ETT] e transesofágica [ETE]) na endocardite (EI) de valva nativa ou protética.

Classe I – Há evidência e/ou acordo geral de que ETT ou ETE devem ser realizadas em pacientes com EI de valva nativa ou protética nos seguintes casos:

- ETT para detectar vegetação valvar com ou sem culturas sanguíneas positivas para o diagnóstico de EI. Entre os pacientes com culturas sanguíneas positivas, ETE é recomendada se a ETT não resultar em diagnóstico.
- ETT para caracterizar a gravidade hemodinâmica de lesões valvares em EI conhecida. Entre os pacientes sintomáticos, ETE é recomendada se a ETT não resultar em diagnóstico.
- ETE constitui um teste diagnóstico de primeira linha para EI de valva protética e para a detecção de complicações.
- ETT ou ETE para avaliar complicações da EI (como abscesso, perfuração e *shunt*s). ETE é recomendada para avaliação pré-operatória de pacientes que irão se submeter à cirurgia, a menos que a indicação para cirurgia seja aparente na ETT, senão o exame pode atrasar uma cirurgia de urgência.
- ETT para reavaliação do paciente de alto risco, definido como portador de organismo virulento, deterioração clínica, febre persistente ou recorrente, sopro novo, ou bacteremia persistente.
- ETE intraoperatório para pacientes submetidos à cirurgia de valva por EI.

Classe IIa – O peso da evidência ou da opinião está em favor da utilidade da ETT ou ETE em pacientes com EI de valva nativa ou protética nos seguintes casos:

- ETE para diagnosticar possível EI em paciente com bacteriemia por estafilococo persistente sem causa conhecida.
- Dentre pacientes com valva protética, ETT para diagnosticar EI em pacientes com febre persistente sem bacteriemia ou sopro novo.

Classe IIb – O peso da evidência ou opinião é menos bem definido para a utilidade da ETT ou ETE em pacientes com EI de valva nativa ou protética nos seguintes casos:

- ETE para diagnosticar possível EI em pacientes com bacteriemia nosocomial por estafilococos.
- Dentre os pacientes com EI de valva protética, ETE para reavaliação durante antibioticoterapia na ausência de sinais de deterioração clínica.

Classe III – Há evidência e/ou acordo geral que a ETT não é de utilidade em pacientes com EI de valva nativa ou protética nos seguintes casos:

- ETT não é indicada para reavaliar EI sem complicações (incluindo ausência de regurgitação valvar de base) durante antibioticoterapia na ausência de deterioração clínica, incluindo novos achados físicos, ou febre persistente.

CAPÍTULO 24
Valvas protéticas

Bioprotética
Suína (Carpentier Edwards/Hancock): possui três hastes.
Pericárdio bovino.

Mecânica
Medtronic Hall/Bjork Shiley: disco único – normal ter jato central grande da RM.
St. Jude: bifolheto – normal ter três jatos pequenos da RM.
Para IVT TSVE/IVT RM de prótese > 0,4 exclui RM grave.
Valvas protéticas normais têm pequena quantidade de regurgitação.
↑ Risco de incompatibilidade prótese-paciente em posição da VA quando AOE indexado = prótese AOE/ASC é ≤ 0,85 cm^2/m^2; se < 0,65 cm^2/m^2, é provável que esteja presente uma incompatibilidade grave; ↑ risco de incompatibilidade prótese-paciente em posição da VM quando AOE indexado = prótese AOE/ASC é < 1,2-1,3 cm^2/m^2.

Suspeita de estenose de prótese aórtica se:
TA > 100 ms, e/ou TA/TE > 0,4.
IVT VM/IVT TSVE > 2,2, suspeitar de disfunção da VM protética.
Aumentos do GMT médio da VM protética > 12 mmHg durante EEE sugere disfunção de valva ou incompatibilidade.
Aumentos do GMT médio da VA protética > 20 mmHg durante EEE sugere disfunção de valva ou incompatibilidade.

Estenose de VA protética grave	Estenose de VM protética grave
Gradiente médio > 35 mmHg	Pico de velocidade ≥ 2,5 m/s
Pico de velocidade > 4 m/s	Gradiente médio > 10 mmHg
Índice dimensional (V_1/V_2) < 0,25	IVT VM/IVT TSVE > 2,5
Tempo de aceleração > 100 ms	AOE < 1 cm^2
AVA < 0,8 cm^2	PHT > 200 ms

Regurgitação de VA protética grave	Regurgitação de VM protética grave
Largura jato RA/TSVE ≥ 65%	*Vena contracta* ≥ 0,6 cm
Fração de regurgitação > 50%	Fração de regurgitação > 50%
Volume de regurgitação > 60 mL	Volume de regurgitação ≥ 60 mL
AORE em jato de RA ≥ 0,3 cm^2	Área do jato > 8 cm^2
Vena contracta > 0,6 cm	AORE em jato de RM ≥ 0,5 cm^2
PHT < 200 ms	Sinal denso na onda de Doppler de OC
Fluxo holodiastólico reverso na aorta descendente	
Sinal denso na onda de Doppler de OC	

CAPÍTULO 25
Valores normais para valvas protéticas na ecocardiografia

Valvas protéticas em posição aórtica
Gradiente médio normal e alcance de área

1. Carpentier-Edwards	14 ± 6 mmHg	1,2-3,1 cm^2
2. Hancock (com *stent*)	11 ± 2 mmHg	1,4-2,3 cm^2
3. Bjork-Shiley (19-29 mm)	14 ± 3-31 ± 2 mmHg	–
4. Medtronic-Hall	12 ± 3 mmHg	–
5. Starr-Edwards	24 ± 4 mmHg	–
6. St. Jude (19-31 mm)	11 ± 6-22 ± 11 mmHg	1-3,1 cm^2
7. Omniscience	14 ± 3 mmHg	–
8. Homograft	7,1 ± 3 mmHg	1,7-3,1 cm^2
9. Bioprótese sem *stent* (SPV-Toronto)	4 ± 3 mmHg	1,9-2,5 cm^2
10. Mosaic 23 mm	12 ± 3 mmHg	–

Valvas protéticas em posição mitral
Gradiente médio normal e alcance de área

1. Carpentier-Edwards	6,5 ± 2,1 mmHg	1,3-2,7 cm^2
2. Hancock (com *stent*)	4,3 ± 2,11 mmHg	1,6-3,5 cm^2
3. Bjork-Shiley	4,5 ± 2 mmHg	1,6-3,7 cm^2
4. Medtronic-Hall	3,1 ± 0,9 mmHg	1,5-3,9 cm^2
5. Starr-Edwards	4,6 ± 2,4 mmHg	1,2-2,5 cm^2
6. St. Jude	4,5 ± 2 mmHg	1,8-4,4 cm^2
7. OmniScience	3,3 ± 0,9 mmHg	1,6-3,1 cm^2

Anéis anulares na posição mitral
Gradiente médio normal e alcance de área

1. Carpentier-Edwards	3,8 ± 0,4	1,8-3,8 cm^2
2. Duran	3,8 ± 1,1	1,9-3,9 cm^2

Informações importantes quando avaliando o paciente com valva protética incluem:
1. Razão.
2. Tipo e tamanho.
3. Data da cirurgia.
4. Pressão sanguínea e frequência cardíaca na hora do exame.
5. Altura, peso e ASC do paciente.

CAPÍTULO 26
Cardiopatia congênita

DSV
Muscular
DSV central de entrada visto na projeção 4 câmaras (1/3 superior do SV) e na projeção 4 câmaras subcostal (1/3 superior do SV).
DSV infracristal de entrada visto em projeções 4 câmaras (2/3 inferior do SV), 3 câmaras e também em 5 câmaras; também em subcostal 4 câmaras (2/3 inferior do SV).
DSV supracristal de saída visto em projeção da VA em EC com jato direcionado para TSVD e VP.

Membranoso
DSV perimembranoso de entrada (VA em EC com jato visto abaixo da VT) e DSV perimembranoso subaórtico de saída (projeção apical 5 câmaras ou subcostal com jato visto abaixo da VA).

DSA
Ostium secundum: mais comum.
Ostium primum: associado à membrana. DSV, defeito de canal AV, fenda de VM.
Seio venoso: associado à drenagem anômala da VP (VPSD em 80-90%).
Seio coronário sem teto: associado a VCS E anômala.

Tetralogia de Fallot: HVD, EP, DSV, sobrecarga da aorta.
PDA: aorta descendente → AP principal (próxima a AP esquerda).
Coarctação da aorta: associado à VA bicúspide.
l-TGA: congenitamente corrigido (VP → VD → AO; VCs → VE → AP).
d-TGA: não corrigido (VP → VE → AP; VCs → VD → AO).
Ebstein: deslocamento apical da VT; associado a DSA ou FOP, WPW.

Razões de *shunt* (Qp/Qs)
DSA – medir Qp em VP ou VT, e Qs em VA ou VM.
DSV – medir Qp em VP ou VM, e Qs em VA ou VT.
PDA – medir Qp em VA ou VM, e Qs em VP ou VT.

CAPÍTULO 27
Miscelânea

- Valva de Eustáquio: pico endocárdico redundante no AD pela VCI.
- Rede de Chiari: remanescente do seio venoso, presente em 2-3% dos adultos normais; membrana fina com aspecto de teia, com múltiplas fenestrações, da VCI para o septo, móvel.
- Aneurisma de septo atrial: excursão ≥ 15 mm.
- Hipertrofia lipomatosa: com aspecto bilobado, > 15 mm de espessura.
- Seio coronário: é mais bem visualizado em projeção paraesternal longa; posterior e superior à VM; dilatado com aumento da pressão em AD, VCS-E persistente, seio coronário sem teto.

CAPÍTULO 28
Doenças aórticas

Aterosclerose aórtica (classificação de Katz)
Grau I   Normal.
Grau II   Aterosclerose: espessamento da íntima ≥ 3 mm.
Grau III   Aterosclerose: placa saliente < 4 mm.
Grau IV* Aterosclerose: placa saliente ≥ 4 mm.
Grau V*   Aterosclerose: placa móvel, ulcerada ≥ 4 mm.

*Graus IV, V associados a aumento de risco embólico.

Dissecção aórtica: ruptura na íntima e média, estendendo-se abaixo até a aorta +/− ramificação dos vasos. A aba da íntima separa o lúmen falso do lúmen verdadeiro da aorta.
- *Lúmen verdadeiro:* pode ser menor, porém, exibe expansão sistólica.
- *Lúmen falso:* pode ter trombo ou fluxo turbilhionado.

Hematoma intramural: dissecção sem ruptura da íntima; sem comunicação entre lúmen verdadeiro e falso. Superfície da íntima é lisa; hematoma tem espessura > 7 mm. Observar aumento de espessura da parede aórtica com bolsões de lucência.

Úlcera penetrante de aorta: sangramento para dentro da placa aterosclerótica através da íntima da aorta.

Lesão traumática da aorta: 2º a trauma contuso; geralmente causado por lesão de desaceleração. A maioria das rupturas está localizada no istmo da aorta descendente, no local do ligamento arterioso (transecção aórtica).

CAPÍTULO 29
Indicações para cirurgia nas doenças aórticas

Indicações para cirurgia no aneurisma torácico incluem:
- A presença de sintomas.
- Um diâmetro de 50 a 60 mm em um aneurisma de aorta ascendente, e de 60 a 70 mm para aneurisma de aorta descendente; geralmente ≥ 70 mm em pacientes de alto risco.
- Ritmo de crescimento acelerado (≥ 5 mm por ano) dos aneurismas.
- Evidência de dissecção do Tipo A.

Indicações para cirurgia no aneurisma abdominal incluem:
Em uma declaração consensual da Society for Vascular Surgery, American Association of Vascular Surgery, e da Society for Vascular Medicine and Biology, a seguinte tabela foi recomendada para aneurisma abdominal:
- *A presença de sintomas:* referenciar para especialista vascular.
- *Diâmetro da aorta < 3 cm:* sem exames futuros.
- *Aneurisma de 3 a 4 cm:* ultrassonografia anual.
- *Aneurisma de 4 a 4,5 cm:* ultrassonografia a cada 6 meses.
- *Aneurisma > 4,5 cm:* referenciar para especialista vascular.

Pacientes cuidadosamente selecionados podem ser beneficiados pela cirurgia precoce do aneurisma com diâmetro de 4,5 a 5 cm. Isto é mais aplicável às mulheres, que apresentam uma taxa 4 vezes mais elevada de ruptura do que os homens e estão em risco de ruptura com aneurismas de pequeno diâmetro. Pacientes com aneurisma que expande mais do que 0,5 cm dentro de um intervalo de 6 meses, cresce ≥ 5,5 cm, ou torna-se sintomático e deve ser submetido a reparo eletivo.

CAPÍTULO 30
Protocolos para ecocardiografia transtorácica e Doppler na avaliação de dissincronismo ventricular

Dois métodos para o diagnóstico de dissincronismo intraventricular cardíaco com imagem de Doppler tecidual

1 **O índice de assincronia**
   A Medida do desvio padrão de tempo para a velocidade sistólica de pico de 12 segmentos do VE (6 basais e 6 medianos) nas 3 projeções apicais padrões (projeções de 2, 3, 4 câmaras). Tempo para a velocidade sistólica de pico é medido desde o início da onda "q" do complexo QRS no ECG. Ts-SD de ≥ 31,4 ms tem sensibilidade de 87% e especificidade de 81% para dissincronismo intraventricular.
   B Método simplificado para medir assincronia: medir a diferença máxima entre o pico de velocidade sistólica de quaisquer 2 dos 12 segmentos mencionados acima. Um valor > 100 ms indica dissincronismo.

2 **Atraso da parede septal para lateral**
   Medir a diferença de tempo da velocidade sistólica de pico entre as paredes septo basal e lateral. Um valor > 65 ms indica dissincronismo e tem sensibilidade e especificidade de 80% em predeterminar a resposta à TRC.

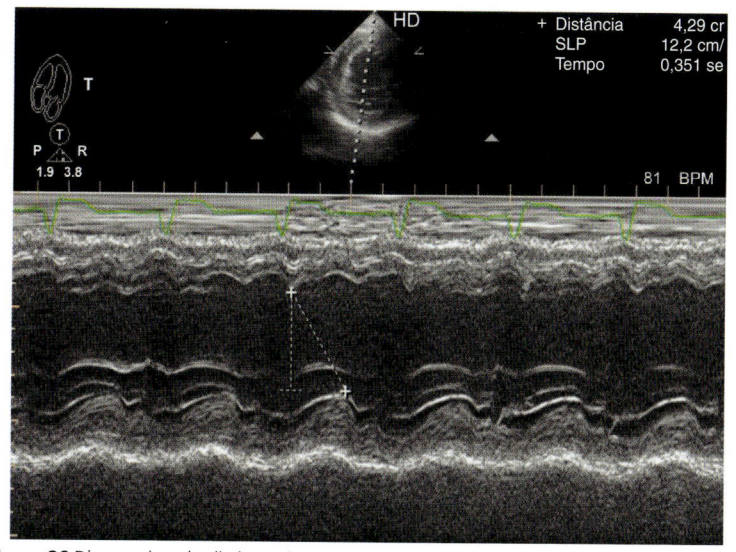

Figura 26 Diagnosticando dissincronismo intraventricular cardíaco.

Atraso de tempo sistólico da parede anterosseptal para inferolateral ≥ 130 ms indica dissincronismo intraventricular (projeção de EC).

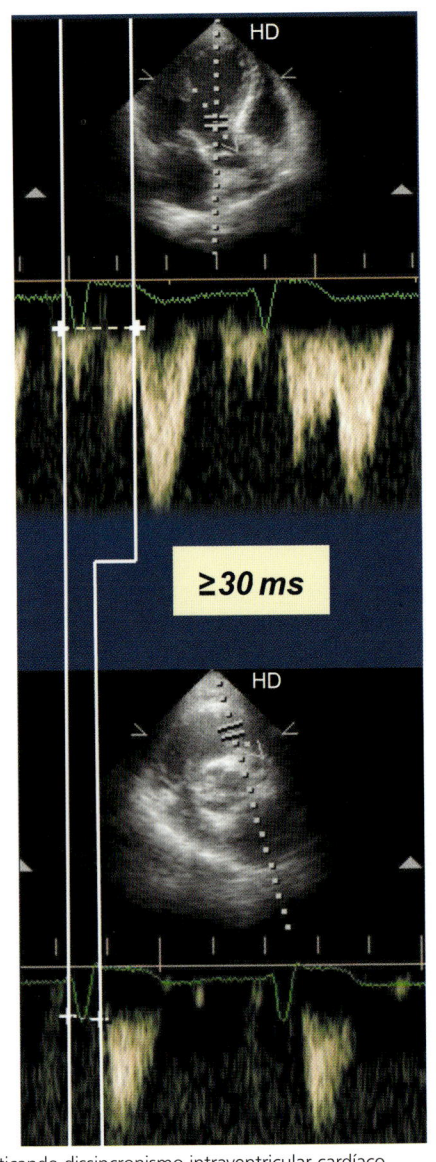

Figura 27 Diagnosticando dissincronismo intraventricular cardíaco.

Atraso ≥ 30 ms no fluxo sistólico inicial aórtico, comparado ao fluxo sistólico inicial pulmonar, indica dissincronismo interventricular.

CAPÍTULO 31
Indicações, contraindicações e complicações no exame de ecocardiografia transesofágica

Indicações para ETE
1 Embolia de origem cardíaca ou aórtica.
2 Doença cardíaca congênita/*shunt*s intracardíacos.
3 Endocardite (suspeita clínica moderada/alta ou risco inicial).
4 Tumor cardíaco/massas.
5 Doenças aórticas (dissecção, aneurisma/transecção/úlcera/hematoma).
6 Funcionamento defeituoso de prótese valvar.
7 Pré-cardioversão/ablação de fibrilação/flutter atrial.
8 Mecanismo de regurgitação em valvas nativas.
9 Imagens inadequadas ao ETT.
10 Corrigir posicionamento BCIA.
11 Avaliação da valva mitral pré- e pós-reparo.
12 Pré- e pós-valvoplastia da valva mitral.
13 Avaliação intraoperatória.

Contraindicação
Absoluta
1 Paciente não cooperativo ou relutante.
2 Obstrução/constricção/tumor esofágico.
3 Divertículo esofágico.
4 Perfuração de víscera.
5 Cirurgia esofágica ou gástrica recente.
6 Instabilidade da coluna cervical.
7 Sangramento GI superior ativo.

Relativa
1 Varizes esofágicas sem sangramento.
2 Artrite cervical grave.
3 Distorção significativa da orofaringe.
4 Angústia cardiopulmonar grave.
5 Fraqueza muscular extrema da orofaringe.
6 Coagulopatia grave (INR > 5,0; PTT > 100 s, plaquetas < 25.000).

Complicações
1 Laceração/perfuração da faringe, esôfago, estômago.
2 Lesão de lábio ou dente, edema da glândula parótida.
3 Sangramento GI superior/hematêmese.
4 Queimadura térmica, elétrica ou química.
5 Disfagia ou odinofagia.
6 Lesão/paralisia de pregas vocais.
7 Hipertensão/hipotensão.
8 Arritmia/IM/morte.
9 Vômitos/aspiração/broncospasmo/laringospasmo.
10 Hipoxemia/obstrução de vias aéreas superiores/parada respiratória.
11 Ruptura de aneurisma da aorta/dissecção.
12 Metemoglobinemia.

Pontos importantes
1 Para reverter benzodiazepínico, utilizar flumazenil 0,2 mg IV, dose máxima total de 1 mg.
2 Para reverter efeito de analgésico narcótico, utilizar naloxona 0,4 mg IV a cada 2 minutos até atingir dose máxima total de 10 mg.
3 Para tratar metemoglobinemia, utilizar azul de metileno 1 mg/kg solução 1% IV durante 5 minutos, até dose máxima total de 7 mg/kg.

CAPÍTULO 32
Abordagem de rotina para qualquer projeção da ecocardiografia transesofágica e projeções recomendadas para a avaliação da aorta

Abordagem de rotina para qualquer projeção ao ETE
1. Obter visão geral sem cor, Doppler ou ampliação.
2. Posicionar o Doppler colorido sobre a estrutura individual.
3. Utilizar Doppler sobre os jatos disponíveis, se possível.
4. Ampliar a projeção para melhorar a revisão da patologia suspeita.
5. Mover para outra projeção.

Projeções tomográficas recomendadas na avaliação da aorta por ETE
1. Projeção medioesofágica de eixo curto da VA.
2. Projeção medioesofágica de eixo longo da VA.
3. Projeção medioesofágica de eixo curto da aorta ascendente.
4. Projeção medioesofágica de eixo longo da aorta ascendente.
5. Projeção medioesofágica de eixo curto do arco da aorta.
6. Projeção medioesofágica de eixo longo do arco da aorta.
7. Projeção de eixo curto ao nível do istmo.
8. Projeção da aorta descendente de eixo longo ao nível do istmo.
9. Projeção da aorta descendente de eixo curto.
10. Projeção da aorta descendente de eixo longo.

CAPÍTULO 33
Terminologia utilizada para descrever a manipulação da sonda e do transdutor durante a aquisição da imagem

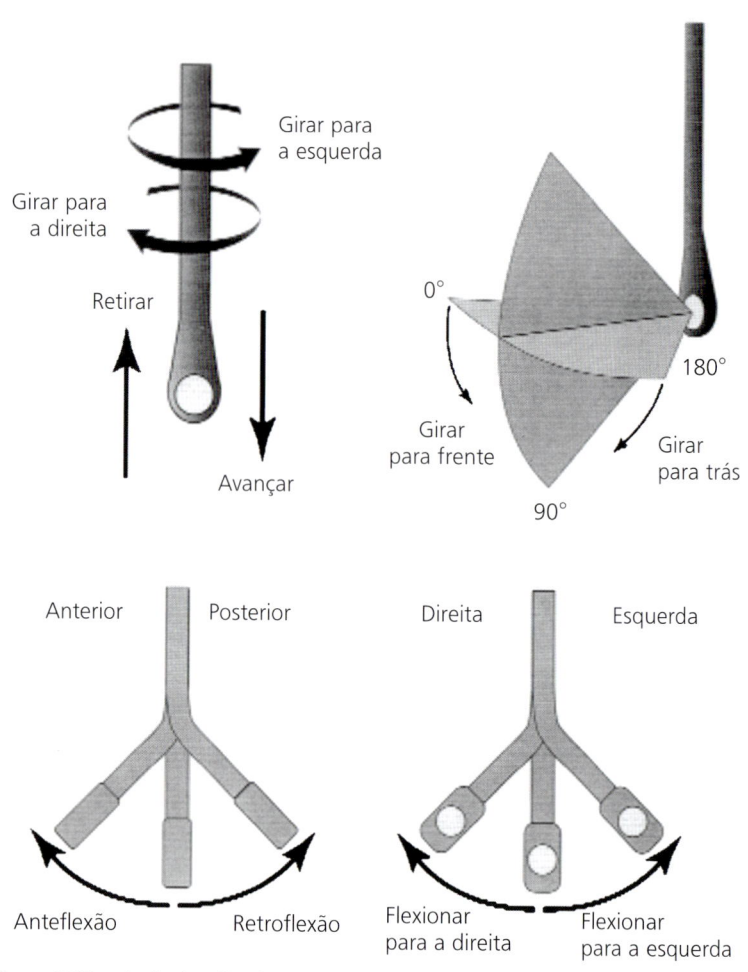

Figura 28 Terminologia utilizada para descrever a manipulação da sonda e do transdutor durante a aquisição da imagem. (Reproduzida, com permissão, de Shanewise et al., 1999.)

CAPÍTULO 34
Diagramas das projeções da ecocardiografia transesofágica padrão

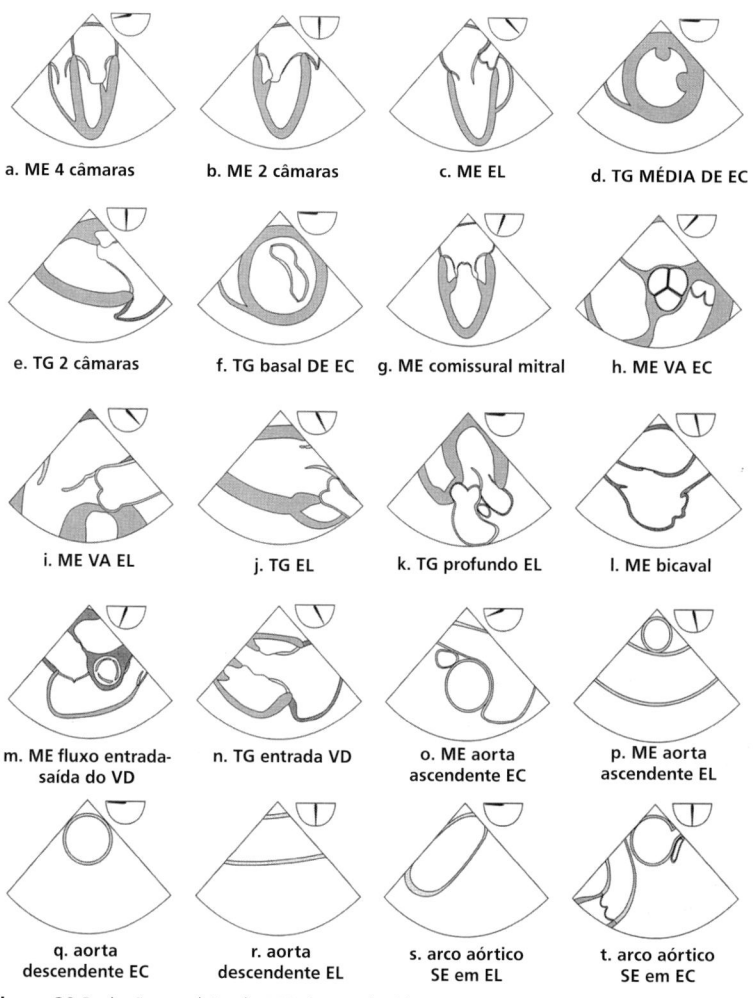

a. ME 4 câmaras
b. ME 2 câmaras
c. ME EL
d. TG MÉDIA DE EC
e. TG 2 câmaras
f. TG basal DE EC
g. ME comissural mitral
h. ME VA EC
i. ME VA EL
j. TG EL
k. TG profundo EL
l. ME bicaval
m. ME fluxo entrada-saída do VD
n. TG entrada VD
o. ME aorta ascendente EC
p. ME aorta ascendente EL
q. aorta descendente EC
r. aorta descendente EL
s. arco aórtico SE em EL
t. arco aórtico SE em EC

Figura 29 Projeções-padrão da ETE. (Reproduzida, com permissão, de Shanewise et al., 1999.)

CAPÍTULO 35
Medidas na ecocardiografia transesofágica

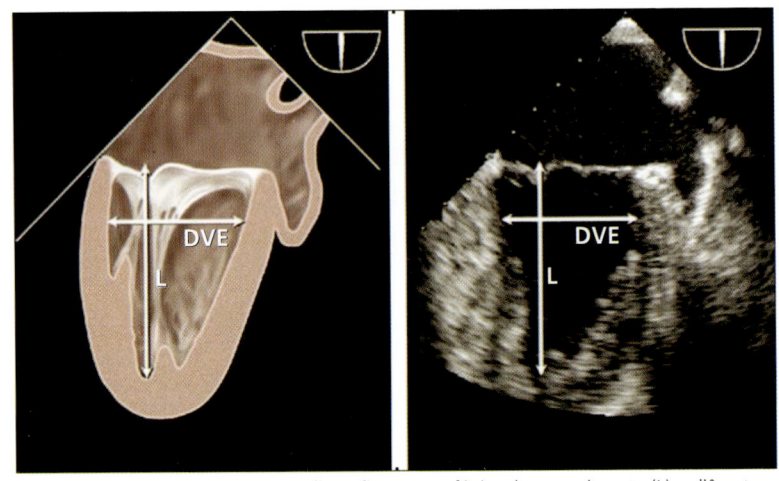

Figura 30 A mensuração na ecocardiografia transesofágica do comprimento (L) e diâmetro menor (DVE) na projeção medioesofágica 2 câmaras geralmente obtém melhor imagem no ângulo multiplanar de aproximadamente 60 a 90 graus. (Reproduzida, com permissão, de Lang et al., 2005.)

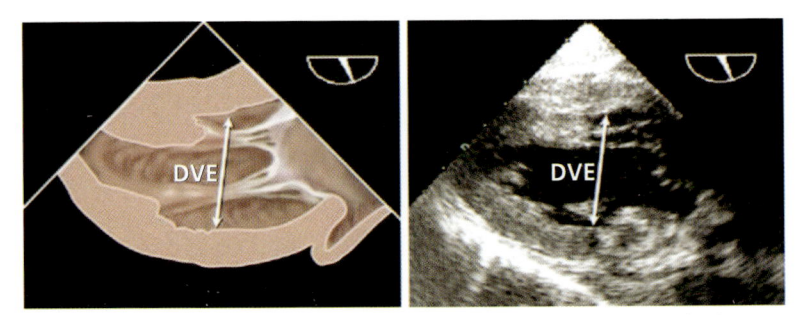

Figura 31 A mensuração na ecocardiografia transesofágica do menor diâmetro de eixo (DVE) do ventrículo esquerdo (VE), na projeção transgástrica 2 câmaras do VE, geralmente obtém melhor imagem no ângulo de aproximadamente 90 a 110 graus após a otimização máxima que se pode obter do tamanho do VE por ajustamento da rotação medial-lateral. (Reproduzida, com permissão, de Lang et al., 2005.)

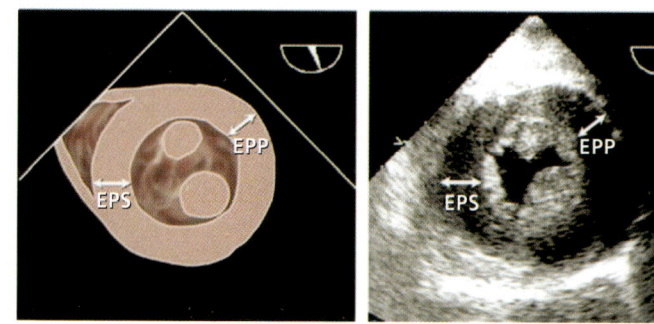

Figura 32 A mensuração na ecocardiografia transesofágica da espessura da parede do ventrículo esquerdo (VE), parede septal (EPS) e parede posterior (EPP) na projeção transgástrica de eixo curto do VE, ao nível de músculo papilar, geralmente obtém melhor imagem no ângulo de aproximadamente 0 a 30 graus. (Reproduzida, com permissão, de Lang et al., 2005.)

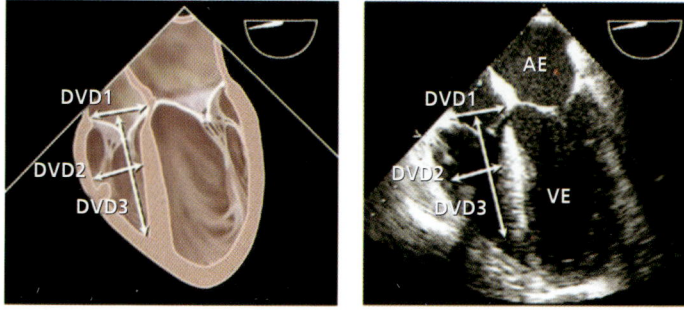

Figura 33 A mensuração na ecocardiografia transesofágica dos diâmetros do ventrículo direito (VD) da projeção medioesofágica 4 câmaras, obtem-se melhor imagem após otimização máxima que se pode obter do tamanho do VD por variação do ângulo de aproximadamente 0 a 20 graus. (Reproduzida, com permissão, de Lang et al., 2005.)

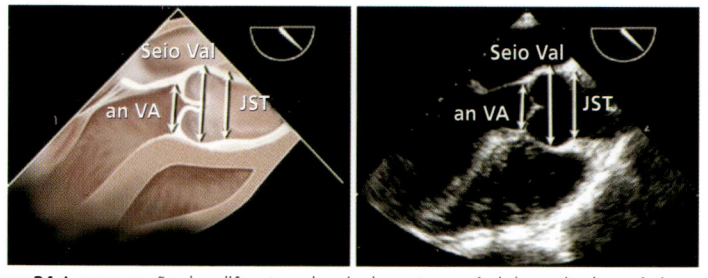

Figura 34 A mensuração dos diâmetros da raiz da aorta ao nível do anel valvar aórtico (an VA), seio de Valsalva (Seio Val), e junção sinotubular (JST) da projeção medioesofágica da valva aórtica de eixo longo, geralmente no ângulo de aproximadamente 110 a 150 graus. O anel é medido por convenção na base dos folhetos da aorta. Embora a técnica de ponta a ponta seja demonstrada para Seio Val e JST, alguns preferem o método de ponta interna à ponta interna. (Reproduzida, com permissão, de Lang et al., 2005.)

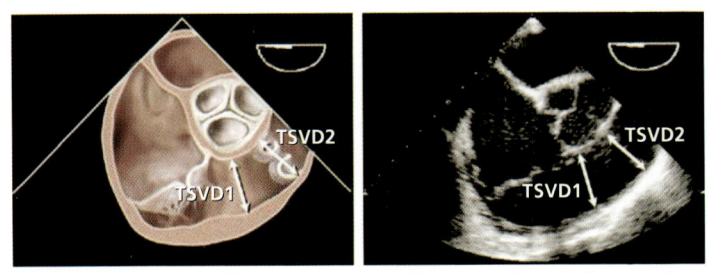

Figura 35 A mensuração do diâmetro do trato de saída do ventrículo direito na região subpulmonar (TSVD1) e anel valvar pulmonar (TSVD2) nas projeções medioesofágicas da valva aórtica de eixo curto, utilizando um ângulo multiplanar de aproximadamente 45 a 70 graus. (Reproduzida, com permissão, de Lang et al., 2005.)

CAPÍTULO 36
Diagrama do suprimento sanguíneo regional para segmentos da parede cardíaca na ecocardiografia transesofágica

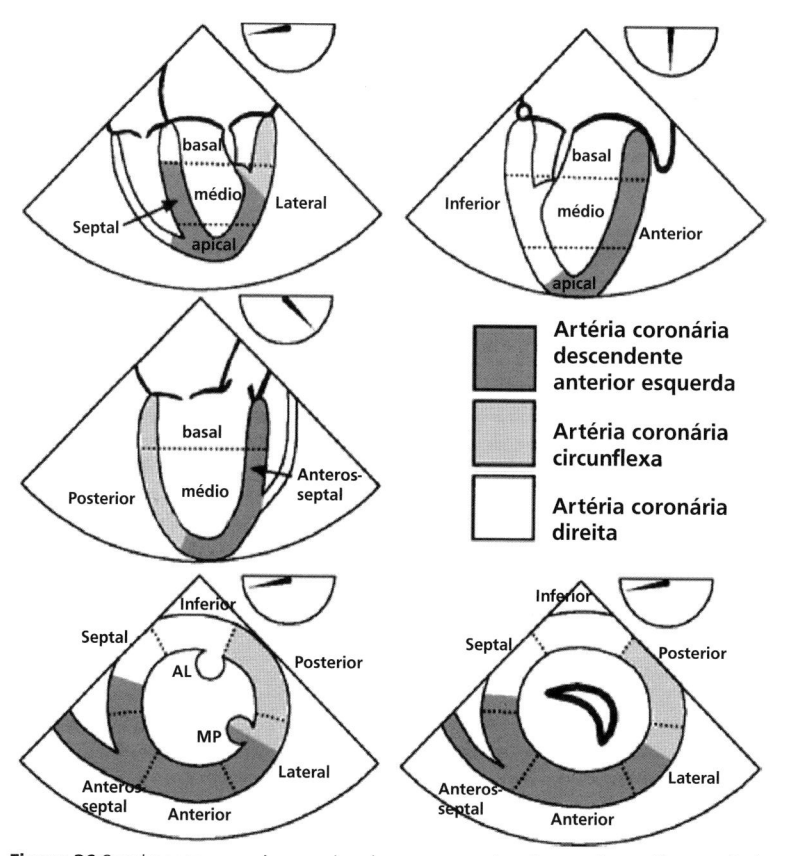

Figura 36 Suprimento sanguíneo regional para segmentos da parede cardíaca avaliado na ETE. (Reproduzida, com permissão, de Sidebotham *et al.*, 2003.)

CAPÍTULO 37
Orientação para avaliação da valva mitral na ecocardiografia transesofágica

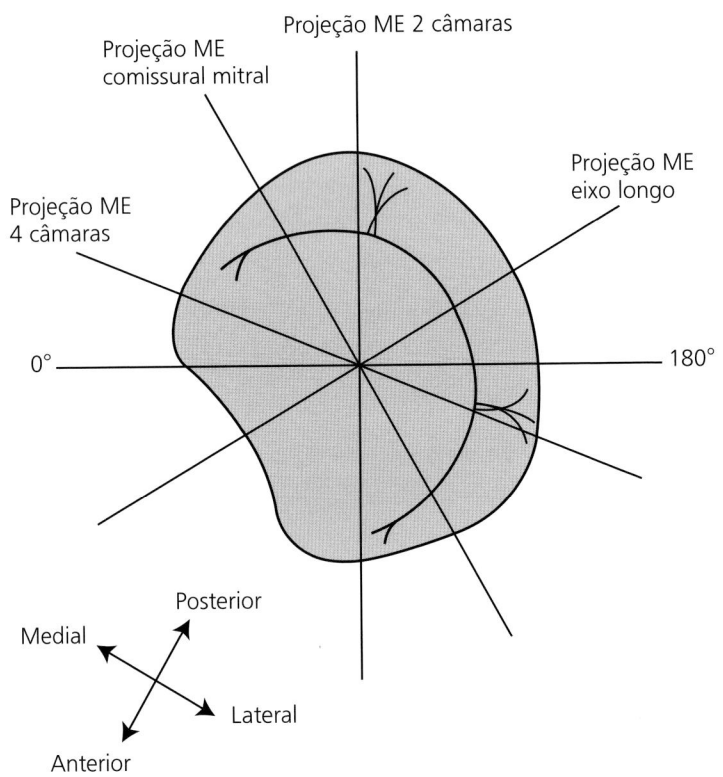

Figura 37 Desenho da valva mitral em eixo curto ilustrando como é seccionado pelas projeções medioesofágicas. Girar o ângulo multiplanar de 0 grau até 180 graus move o plano axial da imagem através de toda a valva mitral. (Reproduzida, com permissão, de Shanewise et al., 1999.)

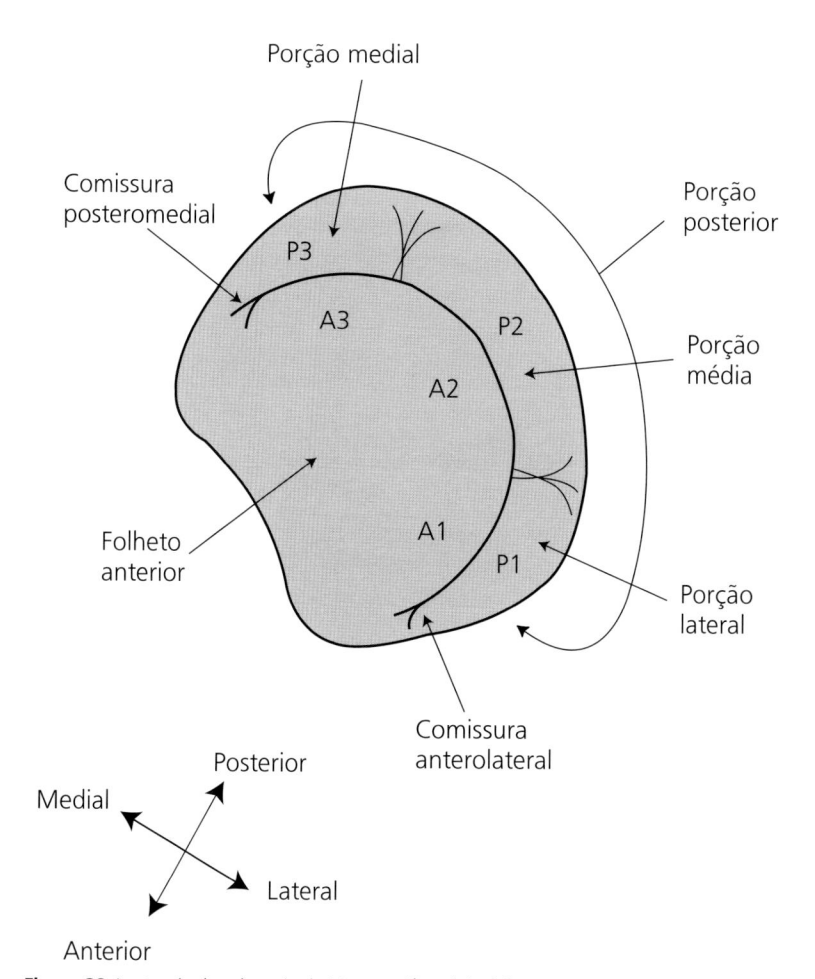

Figura 38 Anatomia da valva mitral. A1, terço lateral do folheto anterior; A2, terço médio do folheto anterior; A3, terço medial do folheto anterior; P1, porção lateral do folheto posterior; P2, porção média do folheto posterior; P3, porção medial do folheto posterior. (Reproduzida, com permissão, de Shanewise et al., 1999.)

CAPÍTULO 38
Diagramas das projeções da ecocardiografia transesofágica na avaliação da valva mitral

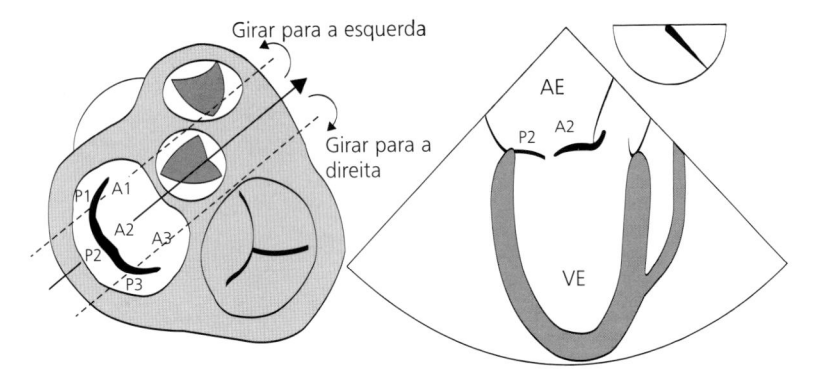

Figura 39 Projeção medioesofágica 3 câmaras para avaliação da valva mitral. (Reproduzida, com permissão, de Sidebotham *et al.*, 2003.)

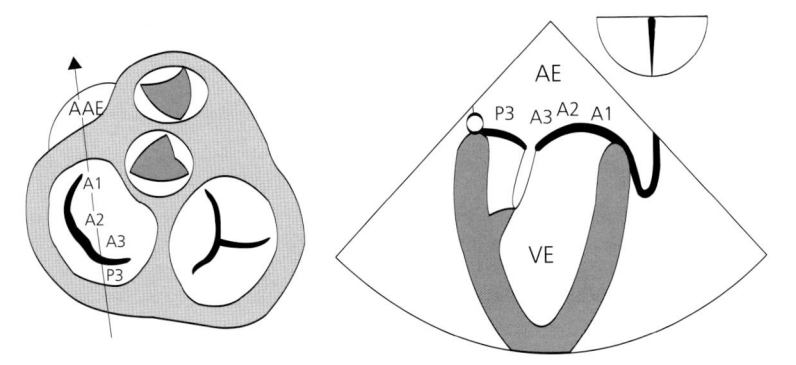

Figura 40 Projeção medioesofágica 2 câmaras para avaliação da valva mitral. (Reproduzida, com permissão, de Sidebotham *et al.*, 2003.)

Diagramas das projeções da ecocardiografia transesofágica... **71**

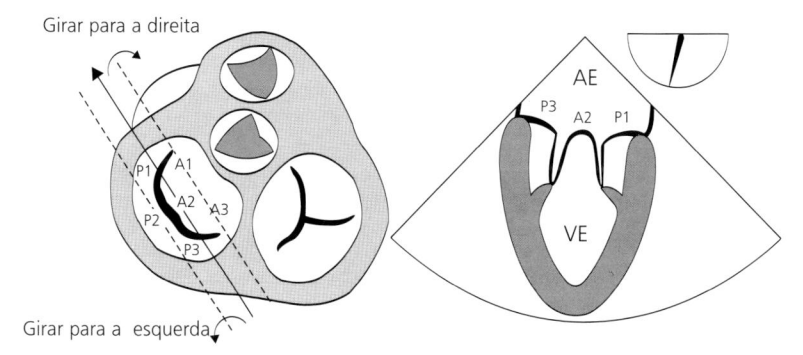

Figura 41 Projeção medioesofágica comissural para avaliação da valva mitral.
(Reproduzida, com permissão, de Sidebotham *et al.*, 2003.)

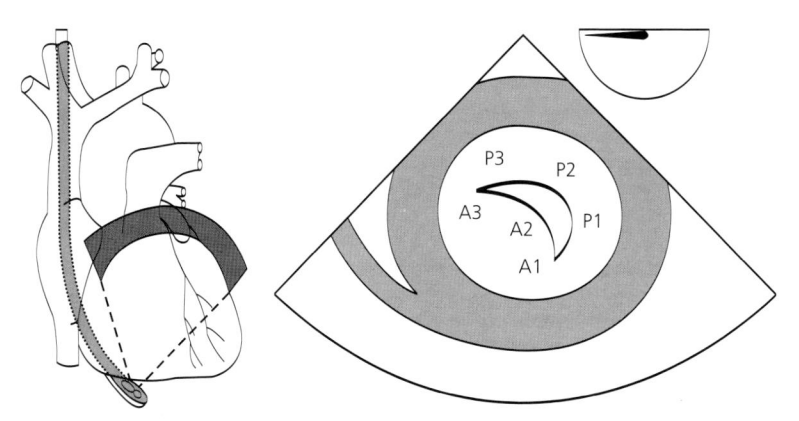

Figura 42 Projeção transgástrica basal de eixo curto para avaliação da valva mitral.
(Reproduzida, com permissão, de Sidebotham *et al.*, 2003.)

CAPÍTULO 39
Referências e Literatura Recomendada

Baumgartner H, *et al.* Echocardiographic assessment of valve stenosis: EAE/ASE Recommendations for Clinical Practice. *J Am Soc Echocardiogr* 2009; **22**: 1-23.

Dal-Bianco JP, *et al.* Role of echocardiography in the diagnosis of constrictive pericarditis. *J Am Soc Echocardiogr* 2009; **22**: 24-33.

Feigenbaum H. *Echocardiography,* 6th edn. Philadelphia: Lea & Febiger, 2005.

Horton KD, *et al.* Assessment of the Right Ventricle by Echocardiography: A Primer for Cardiac Sonographers. *J Am Soc Echocardiogr* 2009; **22**: 776-792.

Kerut EK, McIlwain EF, Plotnick GD. *Handbook of Echo-Doppler Interpretation,* 2nd edn. Blackwell/Futura, 2002.

Lang RM, *et al.* Recommendations for Chamber Quantification: A Report from the American Society of Echocardiography's Guidelines and Standards Committee and the Chamber Quantification Writing Group, Developed in Conjunction with the European Association of Echocardiography, a Branch of the European Society of Cardiology. *J Am Soc Echocardiogr* 2005; **18**: 1440-1463.

Nagueh SF, *et al.* Recommendations for Evaluation of Left Ventricular Diastolic Function by Echocardiography. *Am Sac Echocardiogr* 2009; **22**: 107-133.

Oh JK, Seward JB, Tajik AJ. *The Echo Manual,* 3rd edn. Philadelphia: Lippincott Williams & Wilkins, 2006. Otto CM. *Textbook of Clinical Echocardiography,* 3rd edn. Philadelphia: Saunders, 2005.

Pellikka PA, *et al.* American Society of Echocardiography Recommendations for Performance, Interpretation, and Application of Stress Echocardiography. *J Am Soc Echocardiogr* 2007; **20**: 1021-1041.

Perrino AC, Reeves ST. *A Practical Approach to Transesophageal Echocardiography.* Philadelphia: Lippincott Williams & Wilkins, 2003.

Roelandt JRTC, Pandian NG. *Multiplane Transesophageal Echocardiography.* Churchill Livingstone, 1996.

Rudski LG. Guidelines for the Echocardiographic Assessment of the Right Heart in Adults: a report from the American Society of Echocardiography endorsed by the European Association of Echocardiography (a registered branch of the European Society of Cardiology and the Canadian Society of Echocardiography. *J Am Soc Echocardiogr* 2010; **23**: 685-713.

Savage RM, Aronson S, *Comprehensive Textbook of Intraoperative Transesophageal Echocardiography.* Philadelphia: Lippincott Williams & Wilkins, 2005.

Shanewise JS, *et al.* ASE/SCA Guidelines for Performing a Comprehensive Intraoperative Multiplane Transesophageal Echocardiography Examination: Recommendations of the American Society of Echocardiography Council for Intraoperative Echocardiography and the Society of Cardiovascular Anesthesiologists Task Force for Certification in Perioperative Transesophageal Echocardiography. *J Am Soc Echocardiogr* 1999; **12**: 884-900.

Sidebotham D, Merry A, Legget M. *Practical Perioperative Transoesophageal Echocardiography,* London, UK: Butterworth-Henemann, 2003.

Weyman AE. *Principles and Practice of Echocardiography,* 2nd edn. Philadelphia: Lea & Febiger, 1994.

Zoghbi WA, *et al.* Recommendations for Evaluation of Prosthetic Valves with Echocardiography and Doppler Ultrasound. A report from the American Society of Echocardiography's Guidelines and Standards Committee and the Task Force on Prosthetic Valves, developed in conjunction with the American College of Cardiology Cardiovascular Imaging Committee, the Cardiac Imaging Committee of the American Heart Association, the European Association of Echocardiography (a registered branch of the European Society of Cardiology), the Japanese Society 'of Echocardiography, and the Canadian Society of Echocardiography. Endorsed by the American College of Cardiology Foundation, the American Heart Association, the European Association of Echocardiography, the Japanese Society of Echocardiography, and the Canadian Society of Echocardiography. *J Am Soc Echocardiogr* 2009; **22**: 975-1014.

Zoghbi WA, *et al*. Recommendations for Evaluation of the Severity of Native Valvular Regurgitation with Two-Dimensional and Doppler Echocardiography. *J Am Soc Echocardiogr* 2003; **16**: 777-802.

Suplemento para
Ecocardiografia – Livro de Bolso

Andro G. Kacharava, MD, PhD
Echocardiography Laboratory
Emory University School of Medicine
Atlanta VA Medical Center
Atlanta, GA, USA

Alexander T. Gedevanishvili, MD
Echocardiography Laboratory
Southern CardioPulmonary Associates
West Georgia Health System
LaGrange, GA, USA

Guram G. Imnadze, MD, PhD
Schuechtermann Klinik,
Bad Rothenfelde, Germany

Dimitri M. Tsverava, MD
Tbilisi Medical Academy
MediClubGeorgia
Tbilisi, Georgia

Craig M. Brodsky, MD
Echocardiography Laboratory
Boca Raton Community Hospital
Boca Raton, FL, USA

Exame compreensivo da ETT

1º: Projeção paraesternal de eixo longo em 2D

1 Ampliar e medir o diâmetro do TSVE com imagem parada durante a mesossístole e sístole final.
2 Observar presença de contraste espontâneo em VD, AO, VE, ou AE.
3 Observar presença de massa em VD, AO, VE, ou AE.
4 Caracterizar a massa (amplie, se necessário):
   1. formato; 2. mobilidade; 3. tamanho; 4. sítio de aderência.
5 Verificar a espessura da parede da aorta e a presença de calcificação.
6 Verificar se há dissecção aórtica proximal (presença de lúmen duplo e *flap* da íntima), aneurisma de aorta ascendente, e abscesso da raiz da aorta.
7 Observar presença de massa na aorta e/ou valvas mitrais.
8 Caracterizar a massa (amplie, se necessário):
   1. formato; 2. mobilidade; 3. tamanho; 4. sítio de aderência.
9 Observar o tamanho do seio coronário (normal < 1.5 cm).
10 Caracterizar os segmentos da parede do VE (anterosseptal; basal e médio; inferolateral; basal e médio):
   1. Espessura; 2. Mobilidade – normal vs:
   a. hipocinesia; b. acinesia; c. discinesia.
11 Observar presença de aneurisma, pseudoaneurisma e hematoma dissecante intramiocárdico.
12 Observar amplitude diminuída do movimento sistólico da cúspide aórtica em razão de:
   A. esclerose/estenose; B. calcificação; C. volume sistólico diminuído; D. CMHO;
   E. estenose supra e subvalvar.
13 Observar abaulamento, prolapso e aspecto de frouxidão da cúspide da valva aórtica.
14 Observar amplitude de abertura diastólica reduzida dos folhetos da valva mitral em razão de:
   A. estenose; B. volume sistólico diminuído.
15 Observar presença de efusão pericárdica, localização e avaliar qualitativamente o tamanho:
   A. anterior; B. posterior; C. circunferencial.
16 Verificar sinais de tamponamento cardíaco: A. colapso do AE no final da diástole e início DA sístole; B. colapso do VD no início da diástole.
17 Verificar presença de espessamento e calcificação do pericárdio.
18 Verificar presença de massa intrapericárdica. Caracterize-a:
   1. formato; 2. mobilidade; 3. tamanho; 4. sítio de aderência.
19 Observar calcificação e sua gravidade no anel mitral:
   1. leve; 2. moderada; 3. grave.
20 Verificar presença de abscesso das valvas mitral ou aórtica.
21 Observar calcificação, espessamento, mobilidade, espessamento subvalvar da valva mitral (designar pontos e avaliar o escore da valva mitral). Sinal de "bastão de Hockey" na estenose mitral.
22 Observar prolapso e/ou frouxidão de valva mitral: anterior; posterior; ambos os folhetos.
23 Observar presença de ruptura de cordão e/ou de músculo papilar posteromedial.
24 Observar presença de movimento restrito dos folhetos da VM.

25 Observar presença de disfunção de músculo papilar posteromedial.
26 Observar presença de valva protética em posição aórtica e/ou posição mitral. Caracterizar a valva:

Tipo de valva	
Bioprotética	**Mecânica**
Carpentier-Edwards	St. Jude
Hancock	Bjork-Shiley
Outro	Starr-Edwards
	Medtronic-Hall
	Outro

27 Estabilidade do posicionamento da valva protética e ausência de balanço.
28 Observar presença de massa em valva protética aórtica e/ou mitral.
29 Caracterizar massa (amplie, se necessário):
   1. formato; 2. mobilidade; 3. tamanho; 4. sítio de aderência.
30 Verificar presença de abscesso no anel da VM.
31 Observar presença de anel de anuloplastia.

2º: Doppler colorido na projeção paraesternal de eixo longo em 2D

1 Observar presença de Regurgitação Aórtica (RA).
2 Caracterizar e avaliar a gravidade do jato da RA:
   a Medir a largura do jato da RA e calcular a razão dos diâmetros do jato/TSVE.
   b Medir a largura da área do jato da RA e calcular a razão das áreas do jato/TSVE.
   c Medir a largura da *vena contracta* do jato da RA.
   d Comentar sobre excentricidade e direção do jato de RA.
   (Ver a avaliação da gravidade da RA neste livro.)
3 Notar a presença de regurgitação mitral (RM).
4 Caracterizar e avaliar a severidade do jato de RM:
   a Comentar sobre excentricidade e direção do jato de RM.
   b Comentar sobre o comprimento (somente a parte em mosaico) do jato de RM (atingindo a parede posterior do AE).
   c Medir a largura da *vena contracta* do jato de RM.
   d Medir a largura da área do jato de RM (somente a parte em mosaico) e calcular a relação jato/área AE.
   (Ver a avaliação da gravidade da RM neste livro.)
5 Verificar o fluxo colorido de sangue no hematoma dissecante septal ou intramiocárdico da parede posterior, se presente.
6 Verificar o fluxo colorido de sangue no pseudoaneurisma da parede posterior, se presente.
7 Verificar o fluxo colorido diastólico de *aliasing* (alta velocidade) do sangue através do influxo da VM (obstrução VM suspeita).
8 Verificar o fluxo colorido sistólico de *aliasing* (alta velocidade) do sangue através do trato de saída do VE (CMHO, estenose subvalvar suspeita) e obstrução intracavitária.
9 Verificar presença de jato colorido no defeito septal ventricular (DSV) na sístole do VE para o VD, ou do VE para o AD no defeito de Gerbode.
10 Verificar presença de fluxo colorido do sangue no lúmen falso da dissecção aórtica proximal.
11 Verificar presença de vazamento perivalvar através das valvas aórtica e mitral na presença de valva protética aórtica e mitral.

12 Verificar presença de abscesso de cavidade que é comunicado pela raiz da aorta e/ou anel da VM.
13 Diferenciação entre divertículo e aneurisma de VE baseando-se no fluxo colorido de entrada e saída da cavidade durante sístole e diástole (fluxo de entrada na cavidade durante a sístole na presença de aneurisma).
14 Verificar presença de perfuração de folheto da VM ou de cúspide de valva aórtica.

3º: Imagem em projeção paraesternal de eixo longo em modo M
1 Medir o tamanho da raiz da aorta no nível de:
  a Seio aórtico.
  b Junção sinotubular.
  c Aorta ascendente proximal.
2 Medir o diâmetro do AE e definir a gravidade da dilatação do AE, se presente.
3 Observar esclerose e calcificação das paredes da aorta.
4 Observar formato e distância da separação das cúspides da valva aórtica direita e não coronariana.
  a Quadrangular (normal).
  b Trapezoide (batimento de volume sistólico baixo).
  c Triangular (batimento de volume sistólico baixo).
  d 0,7 cm (sugere presença de estenose aórtica significativa).
  e Entalhe mesossistólico (sugere obstrução dinâmica do TSVE ou intracavitária).
5 Observar linha de coaptação da cúspide direita e não coronária:
a. meio da linha (normal); b. excêntrico (pode ser sinal de válvula aórtica bicúspide).
6 Observar a vibração de alta frequência das cúspides da valva aórtica direita e não coronária durante a sístole (pode indicar fluxo aumentado através da valva).
  1. Observar a amplitude do movimento da raiz da aorta e presença de achatamento da parede posterior da aorta (sugere volume sistólico baixo).
7 Observar presença de contraste espontâneo na aorta e no AE.
8 Observar presença de massa na raiz da aorta e/ou cúspide da valva aórtica e, se presente, caracterize-a:
1. mobilidade; 2. tamanho; 3. sítio de aderência.
9 Observar presença de massa em AE e, se presente, caracterize-a:
1. mobilidade; 2. tamanho; 3. sítio de aderência.
10 Observar presença de massa em cavidade do VD e, se presente, caracterize-a:
1. mobilidade; 2. tamanho; 3. sítio de aderência.
11 Verificar presença de efusão pericárdica anterior e posterior.
12 Verificar presença de espessamento e calcificação pericárdica (pericardite constritiva suspeita em cenário clínico apropriado).
13 Verificar tamanho do VD e motilidade da parede.
14 Verificar presença de colapso diastólico inicial do VD (se presente, suspeitar de tamponamento cardíaco).
15 Observar espessamento e motilidade dos folhetos da VM.
16 Verificar presença de colapso diastólico final e sistólico inicial no AE (se presente, suspeitar de tamponamento cardíaco).
17 Verificar a presença de movimentação sistólica anterior (MSA) com manobra de Valsalva (se presente, suspeitar de CMHO).
18 Medir distância de separação entre "E" e "S" (> 2,5 cm sugere FEVE < 25%).
19 Verificar presença de prolapso da valva mitral (PVM) com a manobra de Valsalva.
20 Verificar motilidade anterior do folheto posterior e achatamento da inclinação descendente E-F (se presente, suspeitar de estenose mitral).
21 Medir o diâmetro DFVE das paredes basal e anterosseptal média e avaliar a mobilidade e seu espessamento durante a sístole.

22 Medir o diâmetro DFVE das paredes basal e inferosseptal média e avaliar a mobilidade e seu espessamento durante a sístole.
23 Medir DSFVE e DDFVE.
24 Medir dissincronismo intraventricular (atraso entre as paredes septal e posterior), se presente.
25 Modo M colorido através da VA e VM para avaliar a presença de RA e RM (opcional).
26 Doppler tecidual colorido em modo M para melhor avaliar a espessura e a mobilidade das paredes basal e anterosseptal média e segmentos inferolaterais do VE.

4º: Projeção do fluxo de entrada em AD/VD em 2D
1 Comentar sobre os folhetos anterior e posterior da valva tricúspide:
   A. mobilidade; B. coaptação; C. abaulamento; D. prolapso; E. frouxidão; F. espessamento e calcificação.
2 Observar a presença de contraste espontâneo em VD e/ou AD.
3 Observar a presença de massa em VD e/ou AD.
4 Caracterizar a massa, se presente:
   1. formato; 2. mobilidade; 3. tamanho; 4. sítio de aderência.
5 Observar presença de calcificação no anel tricúspide.
6 Observar presença de valva de Eustáquio e rede de Chiari.
7 Observar presença de massa na valva tricúspide.
8 Caracterizar a massa, se presente na valva tricúspide:
   1. formato; 2. mobilidade; 3. tamanho; 4. sítio de aderência.
9 Verificar presença de abscesso em valva triscúspide e/ou no anel.
10 Observar presença de anormalidades do movimento segmentar das paredes do VD.
11 Observar presença de sinal de McConnell (ápice do VD se contrai bem, porém, o restante do VD está dilatado e contrai pobremente) (se presente, suspeitar de sobrecarga aguda de pressão do VD).
12 Observar a presença de efusão pericárdica.
13 Observar colapso diastólico inicial do VD e colapso diastólico final e sistólico inicial do AD (se presente, suspeitar de tamponamento cardíaco).
14 Observar presença de "contraste espontâneo" em AD e/ou VD.
15 Observar presença de VT protética.
16 Caracterizar a VT protética:
   A Tipo: 1. bioprotética; 2. mecânica.
   B Movimento de balanço (se presente, sugere deiscência).
   C Massa: 1. formato; 2. mobilidade; 3. tamanho; 4. sítio de aderência
   D Espessura do folheto.
17 Observar presença de marca-passo/CDI/cateter em AD e VD.
18 Observar presença de anel de anuloplastia.
19 Observar calcificação, espessamento, mobilidade, espessamento subvalvar da VT.
20 Observar prolapso anterior e/ou frouxidão da VT: anterior, posterior, ambos os folhetos.
21 Observar amplitude diminuída de abertura diastólica dos folhetos da valva tricúspide em decorrência de: A. estenose; B. volume sistólico diminuído.

5º: Doppler colorido em 2D na projeção do influxo em AD/VD
1 Observar presença do jato da RT.
2 Caracterizar o jato da RT, se presente:
   A. excêntrico; B. central.
3 Avaliar a gravidade do jato da RT pela medida de:
   A *Vena contracta*;

B Método de PISA para calcular ORE.
C Razão de área do fluxo mosaico colorido/área do AD.
(Ver a avaliação da gravidade da RT neste livro.)
4 Observar presença de jatos da RT periprotética e intravalvar.
5 Observar presença de perfuração do folheto da VT.

6º: Doppler de OC e OP em 2D na projeção do AD/VD
1 Medir velocidade máxima da RT utilizando Doppler de OC e calcular gradiente do VD/AD.
2 Avaliar padrão de influxo da VT por Doppler de OP:
A Relaxamento comprometido.
B Pseudonormal.
C Restritivo.
(Ver a avaliação da função diastólica neste livro.)
3 Avaliar variação respiratória da velocidade de influxo da VT (se variação significante estiver presente, suspeitar de patologia).
4 Medir a velocidade máxima de influxo na VT por Doppler de OC.
5 Medir o gradiente médio da VT se houver suspeita de ET.
6 Observar densidade e formato do jato da RT para poder avaliar a gravidade da RT.
(Ver a avaliação da gravidade da RT neste livro.)

7º: Projeção paraesternal de eixo curto em 2D através da valva aórtica
1 Comentar sobre os folhetos da valva tricúspide:
A. estrutura; B. mobilidade; C. espessura; D. calcificação; E. coaptação; F. frouxidão e prolapso.
2 Observar presença de calcificação de anel da valva tricúspide.
3 Observar presença de massa em VD e/ou AD e/ou AE.
4 Caracterizar a massa, se presente:
1. formato; 2. mobilidade; 3. tamanho; 4. sítio de aderência.
5 Observar presença de valva de Eustáquio e rede de Chiari.
6 Observar presença de massa em valva tricúspide e caracterizar, se presente:
1. formato; 2. mobilidade; 3. tamanho; 4. sítio de aderência.
7 Verificar presença de abscesso de valva tricúspide e/ou no anel.
8 Verificar presença de contraste espontâneo em AE, AD, AP e/ou VD.
9 Observar presença de anel de anuloplastia na valva tricúspide.
10 Observar presença de marca-passo/CDI/cateter em AD/VD.
11 Observar presença de valva protética em posição tricúspide, se houver, caracterize-a:
A Tipo: 1. bioprotética; 2. mecânica.
B Movimento de balanço (se presente, sugere deiscência).
C Massa: 1. formato; 2. mobilidade; 3. tamanho; 4. sítio de aderência.
D Espessura do folheto.
12 Observar presença de efusão pericárdica; se presente, caracterizar sua localização e tamanho.
13 Observar colapso diastólico inicial do VD e colapso diastólico final e sistólico inicial do AD (se presente, suspeitar de tamponamento cardíaco).
14 Verificar presença de hipertrofia lipomatosa do septo atrial.
15 Observar presença de aneurisma no septo atrial (se presente, observar FOP).
16 Observar tamanho do AD e AE.
17 Observar presença de abaulamento do SIA para o AD ou para o AE (se presente, sugere pressão elevada em AD ou AE).

18 Observar morfologia, número de cúspides, esclerose, calcificação, mobilidade, abaulamento, prolapso, frouxidão da valva aórtica.
19 Planimetria da área valvar aórtica, se estenose for suspeita.
20 Observar presença de massa, vegetação, se houver, caracterize-a:
   1. formato; 2. mobilidade; 3. tamanho; 4. sítio de aderência.
21 Verificar presença de abscesso perivalvar.
22 Observar óstio dos vasos coronários e sua localização (pode auxiliar no diagnóstico da origem anômala do óstio coronário).
23 Observar presença de valva protética em posição aórtica, se presente, caracterizar a valva protética:
   A Tipo: 1. bioprotética; 2. mecânica.
   B Movimento de balanço (se presente, sugere deiscência).
   C Massa: 1. formato; 2. mobilidade; 3. tamanho; 4. sítio de aderência.
   D Espessura do folheto.
24 Observar morfologia, mobilidade, espessura, calcificação, coaptação, abaulamento, frouxidão, prolapso da valva pulmonar.
25 Observar presença de massa na valva pulmonar, se houver, caracterize-a:
   1. formato; 2. mobilidade; 3. tamanho; 4. sítio de aderência.
26 Observar presença de prótese pulmonar, se houver, caracterize-a:
   A Tipo: 1. bioprotética; 2. mecânica.
   B Movimento de balanço (se presente, sugere deiscência).
   C Massa: 1. formato; 2. mobilidade; 3. tamanho; 4. sítio de aderência.
   D Espessura do folheto.
27 Observar presença de contraste espontâneo no TSVD e/ou AP principal.
28 Medir diâmetro do TSVD e AP principal.
29 Medir diâmetros do tronco da AP direita e esquerda, se visíveis.
30 Verificar presença de massa em AP principal e/ou AP proximal direita e proximal esquerda e, se presente, caracterize-a:
   1. formato; 2. mobilidade; 3. tamanho; 4. sítio de aderência.

8º: Doppler colorido em projeção paraesternal de eixo curto em 2D através das valvas tricúspide, aórtica e pulmonar

1 Doppler colorido na valva tricúspide e influxo de VD.
2 Observar a presença de jato da RT, se presente, avaliar:
   A Excentricidade e direção.
   B Jato alcançando a parede posterior do AD.
   C Medir a *vena contracta* do jato da RT.
   D Medir a área do jato da RT e do AD e calcular a razão.
   E Utilizar método de PISA e calcular ORE do jato da RT.
   (Ver a avaliação da gravidade da RT neste livro.)
3 Observar a presença do fluxo colorido com *aliasing* durante a diástole pela valva tricúspide ou prótese valvar tricúspide, ou anel de anuloplastia (se presente, suspeitar de estenose).
4 Observar RT perivalvar em prótese valvar tricúspide e/ou presença de abscesso perianular com fluxo colorido através dele.
5 Observar jato sistólico de DSV infracristal abaixo do folheto septal da valva tricúspide.
6 Doppler colorido pelo septo interatrial: observar presença de jato de DSA ou de FOP.
7 Doppler colorido pela valva aórtica:
   Observar a presença de jato da RA, se presente, caracterize-o:

A Excentricidade do jato.
  B Calcular a razão: área do jato da RA/área da valva aórtica.
  C Medir a *vena contracta* do jato da RA.
  (Ver a avaliação da gravidade da RA neste livro.)
8 Observar presença de abscesso perivalvar com fluxo colorido através dele.
9 Observar presença de jato perivalvar na RA de valva aórtica protética.
10 Doppler colorido pelo TSVD e valva pulmonar:
  Observar presença de jato da RP e caracterize-o:
  A Excentricidade e direção.
  B Calcular a razão entre largura do jato da RP/diâmetro do TSVD.
  C Medir a *vena contracta* do jato da RP.
  D Comprimento do jato.
  (Ver a avaliação da gravidade da RP neste livro.)
11 Observar *aliasing* sistólico por Doppler colorido no TSVD, se presente, suspeitar de estenose pulmonar ou obstrução sub ou supravalvar.
12 Observar o fluxo colorido sistólico de saída no DSV muscular no início do TSVD.
13 Observar o fluxo colorido sistólico no DSV membranoso supracristal abaixo da valva pulmonar.
14 Observar o fluxo sistólico e diastólico por Doppler colorido em AP proximal na presença de PDA.

9º: Doppler de OP e OC em projeção paraesternal de eixo curto em 2D através das valvas tricúspide e pulmonar:

1 Verificar padrão de influxo diastólico no VD e medir a variação da velocidade de influxo na respiração (se apresentar variação significante, suspeitar de patologia).
2 Doppler de OC através da valva tricúspide:
  A Medir o gradiente médio da VT.
  B Medir a AVT pelo método de PHT 190/PHT = AVT.
  C Medir a velocidade máxima do jato da RT, calcular gradiente VD/AD.
  D Descrever o formato do envelope da RT (pico inicial, formato triangular).
  (Ver a avaliação da gravidade da RT neste livro.)
3 Doppler de OC através do TSVD e valva pulmonar:
  A Observar presença de jato de RP.
  B Medir o gradiente de PDFAP (a ausência da queda diastólica tardia sugere pressão da AP elevada).
  C Medir o tempo de aceleração da AP e calcular PAP média se a FC assim permitir.
  D Calcular o gradiente de PSAP e gradiente médio da VP.
  E Medir o tempo de meia pressão do jato da RP.
  (Ver a avaliação da gravidade da RP neste livro.)

10º: Doppler colorido e imagem em modo M na projeção paraesternal de eixo curto em 2D através do nível basal do VE

1 Avaliar tamanho, função/motilidade da parede e espessura do VE.
2 Avaliar presença e tamanho da efusão pericárdica.
3 Verificar estrutura, mobilidade, prolapso, calcificação, coaptação, formato, presença de fusão comissural e deformação tipo "boca de peixe" sugestivo de EM nos folhetos da valva mitral.
  Observar calcificação anular da VM, abscesso e presença de massa em VM, se presente, caracterize-a: 1. formato; 2. mobilidade; 3. tamanho; 4. sítio de aderência.

4 Com Doppler colorido pela VM, identifique a localização do jato da RM em relação aos recortes da VM.
5 Com traçado em modo M, medir a espessura das paredes anterosseptal e inferolateral durante a diástole e a sístole.

11º: Imagem em modo M e na projeção paraesternal de eixo curto em 2D através do VE médio
1 Observar localização dos músculos papilares.
2 Observar anomalias do movimento segmentar da parede e espessamento sistólico da parede do VE.
3 Observar presença de massa, se presente, caracterize-a:
  1. formato; 2. mobilidade; 3. tamanho; 4. sítio de aderência.
4 Observar a presença de cordão falso e seus anexos.
5 Em modo M, medir a mobilidade do espessamento do VE, tamanho da cavidade em sístole e diástole.

12º: Projeção paraesternal de eixo curto através do ápice do VE
1 Avaliar presença de massa em VE, se presente, caracterize-a:
  1. formato; 2. mobilidade; 3. tamanho; 4. sítio de aderência.
2 Observar trabeculações do VE.
3 Observar anomalias do movimento segmentar da parede e espessamento sistólico do ápice do VE.

13º: Projeção apical 4 câmaras em 2D
1 Observar grosseiramente o tamanho do VE e VD, AD e AE.
2 Observar massas e estruturas extras em VE, VD e AD, AE (banda moderadora, cordão falso e membrana subvalvar etc.), se presente, caracterize-as:
  A Única vs. múltipla.
  B Intramiocárdica, intra ou extracavitária.
  C Mobilidade e tamanho.
  D Localização.
3 Observar presença de contraste espontâneo em VE, VD, AE, AD.
4 Medir o comprimento e a área do AE.
5 Observar grosseiramente a espessura e as anomalias do movimento segmentar da parede do VE, se presente.
6 Observar espessura pericárdica.
7 Observar presença de efusão pericárdica, se presente, caracterize-a:
  Localização: A. circunferencial; B. loculado.
  Tamanho: A. grande; B. moderado; C. pequeno.
8 Verificar sinais de tamponamento cardíaco:
  A Colapso diastólico final e sistólico inicial do AD e/ou AE.
  B Colapso diastólico inicial do VD e/ou VE.
9 Observar presença de aneurisma verdadeiro ou falso do VE, hematoma dissecante intramiocárdico, se presente, anotar localização e tamanho.
10 Observar presença de prótese valvar mitral ou tricúspide biológica ou mecânica, se presente, caracterize-a:

Tipo de valva	
Biológica	**Mecânica**
Carpentier-Edwards	St. Jude
Hancock	Bjork-Shiley
Outro	Starr-Edwards
	Medtronic-Hall
	Outro

11 Verificar a estabilidade da prótese valvar e ausência do movimento de balanço.
12 Observar a presença de massa nas próteses valvares tricúspide e/ou mitral, se presente, caracterizar a massa (amplie, se necessário):
1. formato; 2. mobilidade; 3. tamanho; 4. sítio de aderência.
13 Verificar presença de abscesso na VM e/ou anular da VT.
14 Observar presença de anel de anuloplastia mitral e/ou tricúspide.
15 Verificar presença de abaulamento e/ou aneurisma de SIA.
16 Verificar presença de hipertrofia lipomatosa do SIA.
17 Medir o comprimento e a área da cavidade do VE na sístole e na diástole e calcular a FEVE (utilizar, adicionalmente, as mesmas medidas realizadas na projeção 2 câmaras).
18 Observar calcificação, espessamento, mobilidade, espessamento subvalvar das valvas mitral e tricúspide (designar pontos e avaliar o escore da valva mitral); observar sinal de "bastão de Hockey" em estenose mitral.
19 Observar frouxidão do(s) folheto(s) das valvas mitral e tricúspide: anterior; posterior; ambos os folhetos.
20 Observar a presença de disfunção/ruptura de cordão e/ou músculo papilar posterior/medial.
21 Observar presença de movimento restrito dos folhetos da VM.
22 Observar presença de massa em valvas mitral e tricúspide e caracterize-a:
A. mobilidade; B. tamanho; C. anexo; D. forma.
23 Observar a posição da valva tricúspide *vs.* valva mitral (observar presença de anomalia de Ebstein).
24 Observar a presença e avaliar a gravidade da calcificação do anel mitral e tricúspide.
25 Observar presença de válvula mitral em paraquedas.
26 Observar, grosseiramente, hipertrofia assimétrica das paredes.
27 Observar presença da não compactação dos ventrículos.
28 Observar presença de cor *triatriatum*.
29 Realizar modo M através da parede laterobasal do VD para medir a ESPAT.

14º: Doppler Colorido na projeção 4 câmaras
1 Verificar presença de cor através do septo interventricular (IV):
   A DSV no 1/3 superior do septo de entrada.
   B DSV nos 2/3 inferiores do septo trabecular.
   C Aneurisma dissecante intramiocárdico.
2 Cor através do septo IA para observar a presença de *shunt* atrial direita-esquerda ou esquerda-direita.
3 Cor através do ápice para avaliar fluxo sanguíneo para checar a presença de: massa apical e endocárdio não compactado.
4 Cor através de pseudoaneurisma para avaliar presença de fluxo.

5 Cor através da VT, caracterizar o jato da RT, se presente:
   D. excêntrico; B. central.
   Avaliar a gravidade do jato da RT pela mensuração de:
   A *Vena contracta*.
   B Método de PISA para cálculo de ORE.
   C Razão entre área do fluxo colorido em mosaico/área do AD.
   (Ver a avaliação da gravidade da RT neste livro.)
6 Observar presença de jatos periprotético e intravalvar da RT.
7 Observar presença de jato da RT através do folheto perfurado da VT.
8 Cor através do abscesso de anel ou de cavidade valvar, se presente.
9 Cor através da VT, se *aliasing* diastólico (fluxo de velocidade aumentado) suspeitar de obstrução do influxo de VD.
10 Cor através da VM, caracterizar o jato da RM, se presente:
   A. excêntrico; B. central.
   Avaliar a gravidade do jato da RT pela medida de:
   A *Vena contracta*.
   B Método de PISA para cálculo de ORE.
   C Razão entre área do fluxo colorido em mosaico/área do AD.
   (Ver a avaliação da gravidade da RM neste livro.)
11 Cor através da RM, se *aliasing* diastólico (fluxo de velocidade aumentado) suspeitar de obstrução do influxo do VE.

15º: Doppler de OP e OC pela projeção 4 câmaras

1 Medir a velocidade máxima da RM utilizando Doppler de OC e calcular gradiente VE/AE (conhecendo a PAS do paciente, a pressão média do AE pode ser calculada, ver neste livro).
2 Avaliar padrão de influxo da VM por Doppler de OP:
   A Relaxamento comprometido.
   B Pseudonormal.
   C Restritivo.
   (Ver a avaliação da função diastólica neste livro.)
3 Avaliar variação respiratória da velocidade de influxo da VM (se houver variação significante, suspeitar de patologia).
4 Medir a velocidade máxima de influxo da VM por Doppler de OC.
5 Medir o gradiente médio da VM, se houver suspeita de EM.
6 Observar densidade e formato do jato da RM para avaliar a gravidade da RM.
   (Ver a avaliação da gravidade da RM neste livro.)
7 Medir a velocidade máxima da RT utilizando Doppler de OC e calcular o gradiente VD/AD.
8 Avaliar o padrão de influxo da VT por Doppler de OP.
   A Relaxamento comprometido.
   B Pseudonormal.
   C Restritivo.
   (Ver a avaliação da função diastólica neste livro.)
9 Avaliar a variação respiratória da velocidade de influxo da VT (se houver variação significante, suspeitar de patologia).
10 Medir a velocidade máxima de influxo na VT por Doppler de OC.
11 Medir o gradiente médio da VT se houver suspeita de ET.
12 Observar densidade e formato do jato da RT para avaliar a gravidade da RT.
   (Ver a avaliação da gravidade da RT neste livro.)

13 Doppler de OP na veia pulmonar superior direita para avaliar a gravidade do jato da RM e para auxiliar na avaliação da função diastólica do VE.
(Ver a avaliação da função diastólica neste livro.)

16º: Imagem por Doppler tecidual na projeção 4 câmaras em 2D

1 Doppler tecidual dos quatro segmentos: inferosseptobasal e laterobasal, inferosseptal médio e lateral médio; avaliar velocidades por Doppler tecidual nos pontos endo e epicárdicos.
(Ver avaliação do dissincronismo intraventricular neste livro.)
2 Doppler tecidual do segmento laterobasal do VD para avaliar a velocidade da onda sistólica.

17º: Projeção apical 3 câmaras em 2D

1 Ampliar e medir o diâmetro do TSVE em imagem parada durante a mesossístole e sístole final se não for realizada em projeção paraesternal de eixo longo.
2 Observar presença de contraste espontâneo em VD, AO, VE, ou AE.
3 Observar presença de massa em VD, AO, VE ou AE.
4 Caracterizar a massa (amplie, se necessário):
  1. formato; 2. mobilidade; 3. tamanho; 4. sítio de aderência.
5 Verificar espessura da parede aórtica e a presença de calcificação.
6 Verificar dissecção aórtica proximal (presença de lúmen duplo e *flap* da íntima), aneurisma da aorta ascendente e abscesso de raiz da aorta.
7 Observar presença de massa nas valvas aorta e/ou mitral.
8 Caracterizar a massa (amplie, se necessário):
  1. formato; 2. mobilidade; 3. tamanho; 4. sítio de aderência.
9 Observar tamanho do seio coronário (normal < 1,5 cm).
10 Caracterizar segmentos da parede do VE (anterosseptal: basal e médio; inferolateral: basal e médio):
  1. espessura; 2. motilidade-normal *vs.* a. hipocinesia; b. acinesia; c. discinesia.
11 Observar presença de aneurisma, pseudoaneurisma e hematoma dissecante intramiocárdico.
12 Observar amplitude diminuída da motilidade sistólica da cúspide aórtica em razão de:
  A. Esclerose/estenose; B. calcificação; C. volume sistólico diminuído; D. CMHO; E. estenose subvalvar.
13 Observar presença de abaulamento, prolapso ou frouxidão das cúspides da valva aórtica.
14 Amplitude diminuída da abertura diastólica dos folhetos da valva mitral em decorrência de:
  A. estenose; B. volume sistólico diminuído.
15 Observar presença de efusão pericárdica, localização e avaliação qualitativa do tamanho:
  A. anterior; B. posterior; C. circunferencial.
16 Verificar sinais de tamponamento cardíaco:
  A. Colapso diastólico final e sistólico inicial do AE; B. colapso diastólico inicial do VD.
17 Verificar presença de pericárdio engrossado e calcificado.
18 Verificar presença de massa intrapericárdica. Caracterize-a:
  1. formato; 2. mobilidade; 3. tamanho; 4. sítio de aderência.
19 Observar a calcificação do anel mitral e sua gravidade:
  1. leve; 2. moderada; 3. grave.
20 Verificar a presença de abscesso de valva mitral ou aórtica.

21 Observar calcificação, espessamento, mobilidade, espessamento subvalvar da valva mitral (designar pontos e avaliar escore da valva mitral). Sinal de "bastão de Hockey" em estenose mitral.
22 Observar prolapso e/ou frouxidão da valva mitral: anterior, posterior, ambos os folhetos.
23 Observar a presença de ruptura de cordão e/ou de músculo papilar posterior medial.
24 Observar a presença de motilidade restrita dos folhetos da VM.
25 Observar a presença de disfunção do músculo papilar posterior-medial.
26 Observar a presença de valva protética em posição aórtica e/ou posição mitral.

Caracterizar a valva:

Tipo de valva	
Bioprotética	**Mecânica**
Carpentier-Edwards	St. Jude
Hancock	Bjork-Shiley
Outro	Starr-Edwards
	Medtronic-Hall
	Outro

27 Observar estabilidade da posição da valva protética e ausência de balanço.
28 Observar presença de massa nas valvas protética aórtica e/ou mitral.
29 Caracterizar a massa (amplie, se necessário):
  1. formato; 2. mobilidade; 3. tamanho; 4. sítio de aderência.
30 Verificar a presença de abscesso anular da VM.
31 Observar a presença do anel de anuloplastia.
32 Medir o comprimento do AE e área do AE.

18º: Doppler colorido na projeção apical 3 câmaras 2D
1 Observar presença de regurgitação aórtica (RA).
2 Caracterizar e avaliar a gravidade do jato da RA:
  a Medir a largura do jato da RA e calcular a relação entre diâmetro do jato/TSVE.
  b Medir a largura da área do jato da RA e calcular a relação entre área do jato/TSVE.
  c Medir a largura da *vena contracta* do jato da RA.
  d Comentar sobre a excentricidade e direção do jato da RA.
  (Ver a avaliação da gravidade da RA neste livro.)
3 Observar presença de regurgitação mitral (RM).
4 Caracterizar e avaliar a gravidade do jato da RM:
  a Comentar sobre a excentricidade e a direção do jato da RM.
  b Comentar sobre o comprimento (somente a parte em mosaico) do jato da RM (alcançando parede posterior do AE).
  c Medir a largura da *vena contracta* do jato da RM.
  d Medir a largura da área do jato da RM (somente a parte em mosaico) e calcular a relação entre a área do jato/AE.
  (Ver a avaliação da gravidade da RM neste livro.)
5 Verificar o fluxo sanguíneo colorido na parede dissecante septal ou posterior se estiver presente hematoma intramiocárdico.
6 Verificar o *aliasing* diastólico do fluxo colorido de sangue (alta velocidade) através do influxo da VM (suspeita de obstrução da VM).

7 Verificar o *aliasing* sistólico do fluxo colorido de sangue (alta velocidade) através do trato de saída do VE (suspeita de CMHO, estenose subvalvar, EA ou obstrução intracavitária).
8 Verificar presença do fluxo de sangue colorido no falso lúmen e dissecção aórtica proximal.
9 Verificar presença de vazamento perivalvar através das valvas aórtica e mitral na presença de VA e VM protéticas.
10 Verificar presença de abscesso cavitário comunicante na raiz da aorta e/ou em anel da VM.
11 Diferenciar divertículo e aneurisma do VE baseando-se no fluxo colorido de entrada e saída da cavidade durante sístole e diástole (fluxo de entrada na cavidade durante a sístole na presença de aneurisma).
12 Verificar presença de perfuração de folheto da VM ou cúspide da valva aórtica.

19º: Doppler de OP e OC na projeção apical 3 câmaras
1 Medir a velocidade máxima da RM utilizando Doppler de OC e calcular gradiente VE/AE (conhecendo a PAS do paciente, a pressão média do AE pode ser calculada).
2 A densidade e o formato do jato da RM devem ser observados para avaliar a gravidade da RM.
(Ver a avaliação da gravidade da RM neste livro.)
3 Doppler de OP através do TSVE, para avaliar a IVT e o gradiente/velocidade do trato de saída.
4 Doppler de OC através do TSVE e VA para avaliar o gradiente de pico e médio, que avaliam o formato do envelope ("punhal").

20º: Imagem por Doppler tecidual na projeção apical 3 câmaras em 2D
1 Doppler tecidual dos quatro segmentos: anterosseptal basal e inferolateral basal, anterosseptal médio e inferolateral médio; avaliar velocidades ao Doppler tecidual em pontos endo e epicárdicos.
(Ver a avaliação de dissincronismo intraventricular do VE neste livro.)

21º: Projeção apical 2 câmaras em 2D
1 Observar grosseiramente o tamanho do VE e AE.
2 Observar massas e estruturas extras no VE, AE (falso cordão, membrana supravalvar), se presente, caracterize-as:
  A Única *vs.* múltipla.
  B Intramiocárdica, intra ou extracavitária.
  C Mobilidade e tamanho.
  D Localização.
3 Observar presença de contraste espontâneo em VE, AE.
4 Observar presença de anomalias do movimento segmentar da parede, se presente (paredes anterior e inferior).
5 Observar espessura pericárdica.
6 Observar presença de efusão pericárdica, se presente, caracterize-a:
Localização: A. circunferencial; B. loculado.
Tamanho: A. grande; B. moderado; C. pequeno.
7 Verificar sinais de tamponamento cardíaco:
  A Colapso do AE no final da diástole e início da sístole.
  B Colapso do VD no início da diástole.

8 Observar presença de aneurisma verdadeiro ou falso, hematoma dissecante intramiocárdico no VE, se presente, observar localização e tamanho.
9 Observar presença de valva bioprotética ou mecânica mitral, se presente, caracterize-a:

Tipo de valva	
Bioprotética	**Mecânica**
Carpentier-Edwards Hancock Outro	St. Jude Bjork-Shiley Starr-Edwards Medtronic-Hall Outro

10 Verificar estabilidade da valva protética e ausência do movimento de balanço.
11 Observar presença de massa na valva mitral, se presente, caracterize-a (amplie, se necessário):
   1. formato; 2. mobilidade; 3. tamanho; 4. sítio de aderência.
12 Verificar presença de abscesso no anel da VM.
13 Observar presença de anel de anuloplastia mitral.
14 Medir o comprimento do VE e área da cavidade do VE em sístole e diástole e calcular FEVE (utilizar, adicionalmente, o mesmo tipo de medidas realizadas na **projeção 4 câmaras**).
15 Observar calcificação, espessamento, mobilidade, espessamento subvalvar mitral e tricúspide (designar pontos e avaliar escore da valva mitral).
16 Observar frouxidão do(s) folheto(s) da valva mitral: anterior; posterior; ambos os folhetos.
17 Observar presença de motilidade restrita dos folhetos da VM.
18 Observar presença de massa em valva mitral e caracterize-a:
   A. mobilidade; B. tamanho; C. sítio de aderência; D. formato.
19 Observar presença de calcificação de anel mitral e avaliar sua gravidade.
20 Observar, grosseiramente, hipertrofia assimétrica das paredes.
21 Observar presença de não compactação dos ventrículos.
22 Observar presença de cor *triatriatum*.
23 Verificar o tamanho do seio coronário.
24 Verificar tamanho do VE, massa em VE; se presente, caracterize-a:
   A. mobilidade; B. tamanho; C. anexo; D. formato.

22º: Doppler colorido na projeção apical 2 câmaras em 2D

1 Observar presença de regurgitação mitral (RM).
2 Caracterize o jato da RM:
   A Comentar sobre excentricidade e direção do jato da RM.
   B Comentar sobre comprimento (somente a parte em mosaico) do jato da RM (alcançando parede posterior do AE).
3 Verificar com Doppler colorido o fluxo de sangue na parede dissecante anterior ou inferior, se hematoma intramiocárdico estiver presente.
4 Verificar com Doppler colorido o fluxo de sangue na parede anterior ou inferior, se pseudoaneurisma estiver presente.
5 Verificar o *aliasing* diastólico do fluxo colorido do sangue (alta velocidade) através do influxo da VM (suspeita de obstrução da VM).

6 Verificar a presença de vazamento perivalvar através da valva mitral na presença de valva protética mitral.
7 Verificar presença de abscesso de cavidade que é comunicado pelo anel da VM.
8 Diferenciar divertículo e aneurisma do VE baseando-se no fluxo ao Doppler colorido de entrada e saída da cavidade durante sístole e diástole (fluxo de entrada na cavidade durante a sístole na presença de aneurisma).
9 Verificar presença de perfuração de folheto da VM ou de cúspide de valva aórtica.

23º: Imagem por Doppler tecidual na projeção apical 2 câmaras em 2D

1 Doppler tecidual dos quatro segmentos: anterior basal e inferior basal, anterior médio e inferior médio; avaliar velocidades ao Doppler tecidual em pontos endo e epicárdicos.
(Ver a avaliação de dissincronismo intraventricular do VE neste livro.)

24º: Projeção apical 5 câmaras em 2D

1 Observar massas e estruturas extras no VE, VD e AD, AE (banda moderadora, falso cordão, membrana supra e subvalvar), se presente, caracterize-as:
   A Única *vs.* múltipla.
   B Intramiocárdica, intra ou extracavitária.
   C Mobilidade e tamanho.
   D Localização.
2 Observar presença de contraste espontâneo em VE, VD, AE, AD.
3 Observar a espessura pericárdica.
4 Observar presença de efusão pericárdica; se presente, caracterize-a:
   Localização: A. circunferencial; B. loculada.
   Tamanho: A. grande; B. moderada; C. pequena.
5 Observar presença de valva bioprotética ou mecânica mitral ou aórtica; se presente, caracterize-a:

Tipo de valva	
Bioprotética	**Mecânica**
Carpentier-Edwards	St. Jude
Hancock	Bjork-Shiley
Outro	Starr-Edwards
	Medtronic-Hall
	Outro

6 Verificar a estabilidade da valva protética e ausência do movimento de balanço.
7 Observar presença de massa em valvas protética aórtica e/ou mitral; se presente, caracterize-a (amplie, se necessário):
   1. formato; 2. mobilidade; 3. tamanho 4. sítio de aderência.
8 Verificar presença de abscesso anular.
9 Observar presença de anel de anuloplastia mitral.
10 Observar calcificação, espessamento e mobilidade das valvas mitral e aórtica.
11 Observar frouxidão do(s) folheto(s) das valvas mitral ou aórtica.
12 Observar presença de movimento restrito dos folhetos da VM.
13 Observar presença de massa nas valvas mitral e aórtica; se presente, caracterize-a:
   A. mobilidade; B. tamanho; C. anexo; D. formato.
14 Observar presença de calcificação do anel mitral e avalie sua gravidade.

25º: Doppler colorido na projeção apical 5 câmaras em 2D
1 Observar presença de regurgitação aórtica (RA).
2 Caracterizar e avaliar a gravidade do jato da RA.
3 Medir a largura do jato da RA e calcular a relação entre diâmetro do jato/TSVE.
4 Medir a largura da área do jato da RA e calcular a relação entre área do jato/TSVE.
   a Mediar a largura da *vena contracta* do jato da RA.
   b Comentar sobre excentricidade e direção do jato da RA.
      (Ver a avaliação da gravidade da RA neste livro.)
5 Observar presença de regurgitação mitral (RM).
6 Caracterizar o jato da RM.
7 Comentar sobre excentricidade e direção do jato da RM.
8 Comentar sobre largura (somente a parte em mosaico) do jato da RM (alcançando a parede posterior do AE).
9 Verificar o *aliasing* diastólico do fluxo colorido do sangue (alta velocidade) através do influxo da VM (suspeitar obstrução da VM).
10 Verificar o *aliasing* sistólico do fluxo por Doppler colorido (alta velocidade) através do trato de saída do VE (suspeita de CMHO, estenose subvalvar) e obstrução intracavitária.
11 Verificar presença de jato colorido na sístole com defeito septal ventricular (DSV) do VE para o VD.
12 Verificar presença do fluxo ao Doppler colorido no lúmen falso da dissecção aórtica proximal.
13 Verificar presença de vazamento perivalvar através das valvas aórtica e mitral na presença de valva protética aórtica e/ou mitral.
14 Verificar presença de abscesso de cavidade que é comunicado pela raiz da aorta e/ou anel da VM.
15 Verificar presença de perfuração de folheto da VM ou de cúspide de valva aórtica.

26º: Doppler de OP e OC na projeção apical 5 câmaras em 2D
1 Medir a velocidade máxima da RM utilizando Doppler de OC e calcular gradiente VE/AE (conhecendo a PAS do paciente, a pressão média do AE pode ser calculada, ver neste livro).
2 Observar a densidade e formato do jato da RM para avaliar gravidade da RM. (Ver avaliação da gravidade da RM neste livro.)
3 Doppler de OP através do TSVE, para avaliar IVT e gradiente/velocidade do fluxo de saída do trato.
4 Doppler de OC através do TSVE e VA para avaliar o gradiente de pico e médio e avaliar o formato do envelope ("punhal").

27º: Projeção subcostal em 2D (projeção de eixo longo)
1 Observar grosseiramente os tamanhos do VE e VD, AD e AE.
2 Observar massas e estruturas extras no VE, VD e AD, AE (banda moderadora, falso cordão, membrana supra e subvalvar), se presente, caracterize-as:
   A Única *vs.* múltipla.
   B Intramiocárdica, intra ou extracavitária.
   C Mobilidade e tamanho.
   D Localização.
3 Observar presença de contraste espontâneo em VE, VD, AE, AD.
4 Observar a espessura pericárdica.

5 Observar presença de efusão pericárdica; se presente, caracterize-a:
Localização: A. circunferencial; B. loculado.
Tamanho: A. grande; B. moderado; C. pequeno.

6 Verificar sinais de tamponamento cardíaco:
A Colapso do AD e/ou AE no final da diástole e início da sístole;
B Colapso do VD e/ou VE no início da diástole.

7 Observar presença de aneurisma verdadeiro ou falso, hematoma dissecante intra-miocárdico no VE; se presente, observar localização e tamanho.

8 Observar presença de valva bioprotética ou mecânica mitral e tricúspide; se presente, caracterize-a:

Tipo de valva	
Bioprotética	**Mecânica**
Carpentier-Edwards	St. Jude
Hancock	Bjork-Shiley
Outro	Starr-Edwards
	Medtronic-Hall
	Outro

9 Verificar a estabilidade do posicionamento da valva protética e ausência de balanço.

10 Observar presença de massa nas valvas protética tricúspide e/ou mitral; se presente, caracterizar a massa (amplie, se necessário):
1. formato; 2. mobilidade; 3. tamanho; 4. sítio de aderência.

11 Verificar presença de abscesso anular da VM e/ou VT.

12 Observar presença de anel de anuloplastia mitral e/ou tricúspide.

13 Verificar presença de abaulamento do SIA e/ou aneurisma de SIA.

14 Verificar a presença de hipertrofia lipomatosa de SIA.

15 Observar calcificação, espessamento e mobilidade das valvas mitral e tricúspide.

16 Observar frouxidão do(s) folheto(s) das valvas mitral e tricúspide: anterior; posterior; ambos os folhetos.

17 Observar presença de movimento restrito dos folhetos da VM.

18 Observar presença de massa nas valvas mitral e tricúspide; se presente, caracterize-a:
A. mobilidade; B. tamanho; C. anexo; D. formato.

19 Observar posição da valva tricúspide *vs.* valva mitral (observar presença de anomalia de Ebstein).

20 Observar presença de calcificação anular mitral e tricúspide e avaliar sua gravidade.

21 Observar grosseiramente hipertrofia assimétrica das paredes.

22 Observar presença de não compactação de ventrículos.

23 Observar presença de cor *triatriatum*.

24 Injeção de contraste para avaliar a presença e a gravidade de FOP, DSA.

25 Medir o tamanho e o efeito da inspiração sobre o diâmetro da VCI para avaliar a pressão do AD (Ver neste livro).

26 Observar presença de marca-passo/CDI/cateter em AD e VD.

28º: Projeção subcostal de eixo curto em 2D através da valva aórtica

1 Comentar sobre os folhetos da valva tricúspide:
A. estrutura; B. mobilidade; C. espessura; D. calcificação; E. coaptação; F. frouxidão e prolapso.

2 Observar presença de massa em VD, AD e/ou AE.

3 Caracterizar a massa, se presente:
   1. formato; 2. mobilidade; 3. tamanho; 4. sítio de aderência.
4 Observar presença de valva de Eustáquio e rede de Chiari.
5 Observar presença de massa em valva tricúspide e caracterize-a, se presente:
   1. formato; 2. mobilidade; 3. tamanho; 4. sítio de aderência.
6 Verificar presença de abscesso em valva tricúspide e/ou anular.
7 Verificar presença de contraste espontâneo em AE, AD, AP e/ou VD.
8 Observar presença de anel de anuloplastia em valva tricúspide.
9 Observar presença de marca-passo/CDI/cateter em AD e VD.
10 Observar presença de valva protética em posição de valva tricúspide; se houver, caracterize-a:
   A Tipo: 1. bioprotética; 2. mecânica.
   B Movimento de balanço (se presente, sugere deiscência).
   C Massa: 1. formato; 2. mobilidade; 3. tamanho; 4. sítio de aderência.
   D Espessura do folheto.
11 Observar presença de efusão pericárdica; se presente, caracterize sua localização e tamanho.
12 Observar colapso do VD no início da diástole e colapso de AD no final da diástole e início da sístole (se presente, suspeitar de tamponamento cardíaco).
13 Verificar presença de hipertrofia lipomatosa do septo atrial.
14 Observar presença de aneurisma do septo atrial (se presente, observar FOP).
15 Observar presença de abaulamento do SIA para o AD ou para o AE (se presente, sugere pressão elevada em AD ou AE).
16 Observar morfologia, número de cúspides, esclerose, calcificação, mobilidade, prolapso, frouxidão da valva aórtica.
17 Planimetria da área valvar aórtica, se estenose for suspeita.
18 Observar presença de massa, vegetação, se houver, caracterize-a:
   1. formato; 2. mobilidade; 3. tamanho; 4. sítio de aderência.
19 Verificar presença de abscesso perivalvar.
20 Observar óstio dos vasos coronários e sua localização (pode auxiliar no diagnóstico da origem anômala do óstio coronário).
21 Observar presença de valva protética em posição de valva aórtica; se presente, caracterizar a valva protética:
   A Tipo: 1. bioprotética; 2. mecânica.
   B Movimento de balanço (se presente, sugere deiscência).
   C Massa: 1. formato; 2. mobilidade; 3. tamanho; 4. tamanho do anexo.
   D Espessura do folheto.
22 Observar morfologia, mobilidade, espessura, calcificação, coaptação, abaulamento, frouxidão, prolapso da valva pulmonar.
23 Observar presença de massa na valva pulmonar; se houver, caracterize-a:
   1. formato; 2. mobilidade; 3. tamanho; 4. sítio de aderência.
24 Observar presença de prótese pulmonar; se houver, caracterize-a:
   A Tipo: 1. bioprotética; 2. mecânica.
   B Movimento de balanço (se presente, sugere deiscência).
   C Massa: 1. formato; 2. mobilidade; 3. tamanho; 4. sítio de aderência.
   D Espessura do folheto.
25 Observar presença de contraste espontâneo no TSVD e/ou AP principal.
26 Medir o diâmetro do TSVD e AP principal.
27 Medir o diâmetro do tronco da AP direita e esquerda, se visível.

28 Verificar presença de massa em AP principal e/ou AP proximal direita e proximal esquerda e, se presente, caracterize-a:
1. formato; 2. mobilidade; 3. tamanho; 4. sítio de aderência.

29º: Projeção subcostal de eixo curto em 2D através do nível basal do VE, imagem por Doppler colorido

1 Avaliar tamanho, função/motilidade da parede e espessura do VE.
2 Avaliar presença de efusão pericárdica e seu tamanho.
3 Verificar estrutura, mobilidade, prolapso, calcificação, coaptação, formato e presença de fusão comissural e deformação tipo "boca de peixe" sugestiva de EM nos folhetos da valva mitral.
Observar calcificação anular da VM, abscesso e presença de massa na VM; se presente, caracterize-a:
1. formato; 2. mobilidade; 3. tamanho; 4. sítio de aderência.
4 Com Doppler colorido sobre a VM, identificar e localizar o jato da RM em relação às porções da VM.

30º: Projeção subcostal de eixo curto em 2D através do VE médio, imagem em modo M

1 Observar a presença de anormalidades do movimento segmentar da parede e espessamento sistólico da parede do VE.
2 Observar presença de massa e, se presente, caracterize-a:
1. formato; 2. mobilidade; 3. tamanho; 4. sítio de aderência.
3 Observar presença de falso cordão e seus anexos.

31º: Projeção subcostal de eixo curto em 2D através do ápice do VE

1 Observar presença de massa, se presente, caracterize-a:
1. formato; 2. mobilidade; 3. tamanho; 4. sítio de aderência.
2 Observar trabeculações do VE.
3 Observar a presença de anormalidades do movimento segmentar da parede e espessamento sistólico do ápice do VE.

32º: Doppler de OP em projeção supraesternal em 2D

1 Medir o diâmetro da VCI e o efeito da inspiração sobre ela, para avaliar PAD. (Ver estimativa de pressão em AD neste livro.)
2 Doppler de OP das veias hepáticas e efeitos da inspiração/expiração na amplitude das ondas de Doppler.

33º: Doppler colorido de OP/OC em projeção supraesternal de eixo longo em 2D

1 Identificar presença de dissecção de aorta ascendente ou descendente:
1. lúmen falso; 2. *flap* da íntima.
2 Verificar com Doppler colorido o fluxo ascendente e descendente da aorta.
3 Verificar com Doppler de OP o fluxo na aorta descendente, se for documentado fluxo holodiastólico, suspeitar da presença de RA grave.
4 Verificar com Doppler de OC o fluxo da aorta ascendente; se for documentada a presença de alta velocidade do jato, suspeitar de obstrução (estenose valvar, estenose sub ou supravalvar, obstrução dinâmica de TSVE ou intracavitária).
5 Verificar com Doppler de OC o fluxo na aorta descendente, se velocidade aumentada, suspeitar de obstrução (coarctação da aorta).